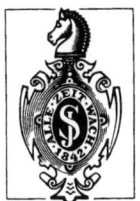

Knut Korth

Perkutane Nierensteinchirurgie

Technik und Taktik

Geleitwort von W. Mauermayer

Mit 65 Abbildungen und 3 Farbtafeln

Springer-Verlag
Berlin Heidelberg GmbH 1984

Dr. med. Knut Korth
Loretto-Krankenhaus
Urologische Abteilung
Mercystr. 6–14
7800 Freiburg i. Brsg.

ISBN 978-3-662-09235-4

CIP-Kurztitelaufnahme der Deutschen Bibliothek
Korth, Knut: Perkutane Nierensteinchirurgie: Technik u. Taktik / Knut Korth. Geleitw. von W. Mauermayer.
   Engl. Ausg. u.d.T.: Korth, Knut: Percutaneous surgery of kidney stones
   ISBN 978-3-662-09235-4   ISBN 978-3-662-09234-7 (eBook)
   DOI 10.1007/978-3-662-09234-7

Das Werk ist urheberrechtlich geschützt. Die dadurch begründeten Rechte, insbesondere die der Übersetzung, des Nachdrucks, der Entnahme von Abbildungen, der Funksendung, der Wiedergabe auf photomechanischem oder ähnlichem Wege und der Speicherung in Datenverarbeitungsanlagen bleiben, auch bei nur auszugsweiser Verwertung, vorbehalten. Die Vergütungsansprüche des § 54, Abs. 2 UrhG werden durch die „Verwertungsgesellschaft Wort", München, wahrgenommen.

© by Springer-Verlag Berlin Heidelberg 1984
Ursprünglich erschienen bei Springer-Verlag Berlin Heidelberg New York Tokyo 1984
Softcover reprint of the hardcover 1st edition 1984

Die Wiedergabe von Gebrauchsnamen, Handelsnamen, Warenbezeichnungen usw. in diesem Werk berechtigt auch ohne besondere Kennzeichnung nicht zu der Annahme, daß solche Namen im Sinne der Warenzeichen- und Markenschutz-Gesetzgebung als frei zu betrachten wären und daher von jedermann benutzt werden dürften.

Produkthaftung: Für Angaben über Dosierungsanweisungen und Applikationsformen kann vom Verlag keine Gewähr übernommen werden. Derartige Angaben müssen vom jeweiligen Anwender im Einzelfall anhand anderer Literaturstellen auf ihre Richtigkeit überprüft werden.

Reproduktion der Abbildungen: Gustav Dreher GmbH, Stuttgart
Satz
2122/3130-543210

Geleitwort

Moderne Behandlungstechniken haben in den letzten Jahren der Therapie des Nierensteines eine neue Dimension gegeben. So hat die berührungsfreie Steinzertrümmerung von E. Schmiedt und Ch. Chaussy die Behandlung des Nierensteins revolutioniert. Nachdem durch die ultraschallgesteuerte Punktion der Nierenhohlräume die Nierenfistelung zu einem wenig aufwendigen Routineeingriff geworden ist, war es naheliegend, über diesen Zugangsweg, nach Dilatation eines Kanals, mit Instrumenten die Hohlräume der Niere zu erreichen, um dort intrarenale Operationen durchführen zu können.

Herr Dr. Knut Korth hat sich schon längere Zeit mit dieser Operationstechnik beschäftigt und anhand eines sehr großen Krankengutes, das ihm von vielen Teilen Europas zugeströmt ist, eine überdurchschnittliche Erfahrung gewinnen können. In diesem Buch beschreibt er die endoskopische Technik, welche er an etwa 400 selbst behandelten Fällen praktiziert hat. Er setzt sich dabei nicht mit anderen Publikationen auseinander, sondern beschreibt – wohl bewußt – den von ihm gegangenen Weg. Das Buch hat dadurch im guten Sinne etwas sehr Subjektives durch die Darstellung des eigenen Vorgehens. Korth legt großen Wert darauf, daß die Punktion vom Urologen selbst durchgeführt wird, weil er glaubt, daß die Endverantwortung einer Operation nicht aufteilbar ist. Wir selbst sind von der ausschließlichen urologischen Operation ohne Hilfe des Radiologen nach unseren eigenen Erfahrungen absolut überzeugt.

Korth hat für die Durchführung der transkutanen Operationen viele eigene Ideen, auch in Form von Instrumenten, entwickelt. Das Vorgehen bei verschiedenen Formen von Steinerkrankungen beschreibt er ausführlich und belegt es mit zahlreichen Beispielen.

Wie immer, wenn neue Methoden in die operative Medizin einfließen, versucht der besonders Erfahrene auch die Indikationsstellung auf naheliegende Gebiete, etwa die Schlitzung subpelviner Harnleiterstrikturen, die Operation urothelialer Tumoren, sowie die Operation von Nierenzysten zu erweitern. Dies ist das Recht des Pioniers. Wert oder Unwert eines solchen Vorwagens wird die kritische Betrachtung nach längerer Beobachtungszeit zeigen.

Dieses Buch ist mit dem vollen Engagement und dem „Herzblut" des begeisterten Arztes geschrieben worden; trotzdem kommt die kritische Betrachtung nicht zu kurz. Es ist voll von eigenständigen Ideen und Erfahrungen.

Ich wünsche dieser ersten großen zusammengefaßten Monografie über die transkutane Chirurgie der Niere eine weite Verbreitung.

München   Wolfgang Mauermayer

Vorwort

Obwohl die erste perkutane Nierenpunktion bereits 1955 von Goodwin vorgenommen wurde, sind mehr als 20 Jahre vergangen, bis der perkutane Zugang zur Niere eine Routinemethode wurde (Günther et al.). Er diente nicht nur der notfallmäßigen Ableitung des Urins, sondern auch diagnostischen Maßnahmen, etwa der intrarenalen Druckmessung oder orthograden Röntgendarstellung bei blockiertem Harnabfluß. 1976 war es Fernström, der gezielt über einen perkutanen Kanal mit einer Zange Nierensteine entfernte. Die ersten endoskopischen Steinentfernungen kamen einige Jahre später (Smith et al. 1979, Alken et al. 1981). Über vorbestehende Drainagekanäle gelang es bereits 1977 (Kurth et al. und Rathert et al.), Nierensteine mittels Ultraschallsonden zu zerstören. 1981 stellte Marberger das erste perkutane Nephroskop zur Ultraschallzerstörung von Steinen vor, indem er ein bereits bekanntes Gerät für die Benutzung in der Blase für die Niere modifizierte. Seitdem sind weitere Zusatzgeräte und perkutane Nephroskope entwickelt worden (Alken, Wickham, Korth), so daß heute ein breites Spektrum von Hilfsmitteln für diese spezielle Art der Endourologie zur Verfügung steht.

In die große Reihe der bekannten Publikationen soll sich dieses kleine Buch einreihen. Es stellt eine praktische Anleitung zur perkutanen Operation von Nierensteinen dar, so, wie sie an der urologischen Abteilung im Loretto-Krankenhaus Freiburg geübt wird. Das Buch beruht auf der persönlichen Erfahrung von etwa 400 von *einem* Operateur operierten Patienten. Dieser besorgte sowohl den radiologischen bzw. sonographischen Teil der perkutanen Technik, wie auch die eigentliche Steinoperation. Die dargestellte Erfahrung in der Operation von Nierensteinen ist insofern besonders wertvoll, als *alle* Nierensteine perkutan operiert wurden. Daher mußte nicht nur die Technik für die Operation besonders geeigneter Steine überlegt werden, sondern auch das taktische Vorgehen in schwierigen Fällen wie z.B. bei Ausgußsteinen. Im besonderen wird daher auch auf die Komplikationsmöglichkeiten eingegangen, und es werden Wege aufgezeigt, jene zu verhindern und deren Wertigkeit richtig einzuschätzen. Der

Autor beschreibt einige Tricks, mit verschiedenen Situationen fertig zu werden, und versucht allen, nicht unbedingt notwendigen, theoretischen Ballast fortzulassen.

Darum wird in diesem Buch auch ganz bewußt darauf verzichtet, die perkutane Entfernung von Nierensteinen gegenüber der extracorporalen Stoßwellenlithotrypsie und der offen-chirurgischen Operation abzugrenzen.

Freiburg   Knut Korth

Inhaltsverzeichnis

A. Einführung 1

B. Topographie des perkutanen Kanals 3

C. Lagerung und Vorbereitung des Patienten 5

D. Anästhesie 7

E. Röntgenschutz 9

F. Pyeloskopie und Gerätetechnik 11
    1. Pyeloskope 11
    2. Instrumente für die Steinoperation 16
    3. Instrumente für die perkutane Punktion und Dilatation 19
    4. Spülung und Absaugung 23

G. Punktion der Niere 25
    1. Punktion der gestauten Niere 25
    2. Punktion der nicht gestauten Niere 25

H. Wählen des perkutanen Kanals 33
    1. Solitärer Nierenbeckenstein 33
    2. Hoher Harnleiterstein 33
    3. Nierenbecken- und Kelchstein 33
    4. Multiple Kelchsteine 34
    5. Ausgußsteine 35

J. Dilatieren des Punktionskanals 37
    1. Normale anatomische Verhältnisse 37
    2. Kelchzyste mit schmalem Kelchhals 38
    3. Ausgußsteine und Nieren bei akuter Pyelonephritis . . . 39

K. Steinoperation 45

    1. Einzeitige Operation 45
    2. Operation bei vorhandenem Kanal 48

        a) Kleiner Nierenbeckenstein 50
        b) Hoher Harnleiterstein 50
        c) Großer Nierenbeckenstein 51
        d) Kelchsteine 53

    3. Operation von Ausgußsteinen 56

        a) Zerstörung der Steine und Spül- und Absaugtechnik 56
        b) Anlegen eines neuen Kanals 61

L. Komplikationen 67

M. Kontraindikationen 71

N. Weitere Indikationen für die perkutane Operationstechnik in der Niere 73

    1. Operation von subpelvinen Ureterstrikturen 73
    2. Perkutane Resektion von papillären Tumoren 78
    3. Perkutane, intrarenale Marsupialisation von Nierenzysten 80

O. Anhang: Pyeloskopische Befunde 85

Literaturverzeichnis 93

Sachverzeichnis 95

A. Einführung

Der perkutane Zugang zur Niere, vor allem zur Behandlung von Steinen, ist meines Erachtens die Revolution der Nierenchirurgie. Ein großes Organ, das bisher nur durch umfangreiche operative Maßnahmen freigelegt werden konnte, ist jetzt der endoskopischen Diagnostik und Therapie zugängig, eine Entwicklung, die noch vor wenigen Jahren undenkbar gewesen wäre. Krankheiten der Niere lassen sich bei weiterer Vervollkommnung der Instrumente in einer Weise diagnostizieren und therapieren, wie wir es bisher nur von der Blase kannten. Das heißt, daß es keine probatorische Nierenfreilegung mehr geben muß, z.B. bei der Differentialdiagnostik zwischen röntgennegativem Nierenstein und papillärem Tumor. Unklare tuberkuloseverdächtige Befunde brauchen nicht mehr durch zeitraubende Untersuchungen abgeklärt zu werden, da es der perkutane Zugang ermöglicht, durch Probeexzisionen die histologische Diagnose zu sichern. Die Operation eines hohen Harnleitersteines oder einfachen Nierenbeckensteines bedarf keines 20-cm-Schnittes mehr, und auch große Steine sind operierbar auf perkutanem Wege, wenn auch unter Umständen in mehreren Sitzungen.

Gerade was die Behandlung der Nierensteine angeht, bedeutet die perkutane Technik, daß alle chirurgischen Denkprozesse umgedreht werden müssen. Eine voroperierte Niere muß nicht mehr der Schrecken des Chirurgen sein, für den die dritte Nierenoperation unter Umständen in einer Nephrektomie enden kann. Im Gegenteil, die Narben, verursacht durch die vorangegangenen Operationen, stellen einen Schutz für die Niere dar, denn sie umgeben das empfindliche Organ mit einer dicken Schwiele und verhindern so ungewollte Perforationen beim Manipulieren eines Steines. Die Fixierung der Niere durch Narben an der lateralen Bauchwand vermeidet ein Abscheren des Punktionskanals durch Atembewegungen und sorgt durch das feste Narbengewebe für einen stabilen Zugangskanal in die Niere bereits nach ein bis zwei Tagen. Zusätzlich bedeutet Narbengewebe die Durchtrennung vieler sensibler Nervenästchen, so daß selbst kräftigste Narben fast schmerzfrei durchstoßen werden können.

Die perkutane Nierensteinchirurgie macht für alte Leute oder Patienten mit großem Operationsrisiko die Operation überhaupt erst möglich, vor allem, da sie in Lokalanästhesie durchgeführt wird.

Eines der wichtigsten Prinzipien der chirurgischen Steinsanierung verliert seine Bedeutung mit Einführung der perkutanen Chirurgie: Es besteht keine Notwendigkeit mehr, daß die Niere am Ende einer Sitzung auch steinfrei ist. Wenn die Operation sich als langwierig oder als blutungsreich erweist, kann sie in jedem Moment unterbrochen werden, indem das Gerät entfernt und ein Nephrostomiekatheter zum Offenhalten des Kanals eingelegt wird. So kann in aller Ruhe, nach erneuter röntgenologischer Kontrolle, an einem anderen Tag nach weiteren Steinen gesucht werden.

Die perkutane Nierensteinchirurgie stellt von ihren Prinzipien, von ihren anatomisch-chirurgischen Bedingungen und von ihren eigenen Risiken eigentlich alles auf den Kopf, was bisher in der Chirurgie der Niere als unumstritten galt.

B. Topographie des perkutanen Kanals

Der perkutane Zugang zur Niere verläuft durch den retroperitonealen Raum. Die Punktionsrichtung entspricht der Lage der Nieren, also von leicht lateral-dorsal nach medial-ventral. So werden mit der Punktionsnadel die Niere und das Sammelsystem sicher erreicht, bevor große Gefäße am Hilus getroffen werden können. Das Durchleuchtungsbild würde sonst zeigen, daß mit der Nadel die gesamte Nierenbreite bereits durchfahren wäre. Bei der häufigsten Punktion, der Punktion des unteren Nierenpols, wird außer der Haut und subcutanem Fettgewebe lediglich Muskulatur durchstoßen, bevor die Nierenfettkapsel und die Niere erreicht werden. Diese Punktion liegt caudal der Nierenmitte und somit unterhalb der 12. Rippenspitze. So ist eine Gefährdung der Pleurahöhle durch Punktion so gut wie ausgeschlossen. Die Situation ändert sich, wenn aus topographischen Gegebenheiten ein Kelch der mittleren Gruppe anpunktiert werden muß. Dabei kann, da häufig der Intercostalraum 11–12 zur Punktion herangezogen werden muß, die Pleura verletzt werden. Das passiert

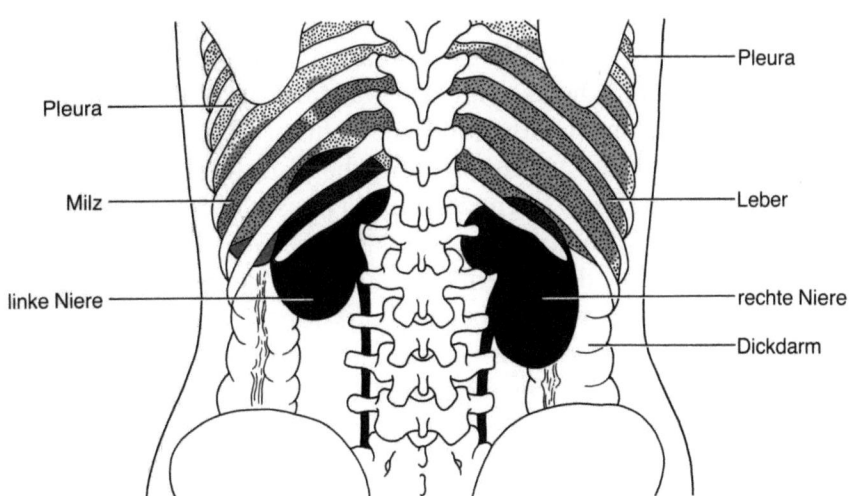

Abb. 1. Topographische Beziehungen der Nieren

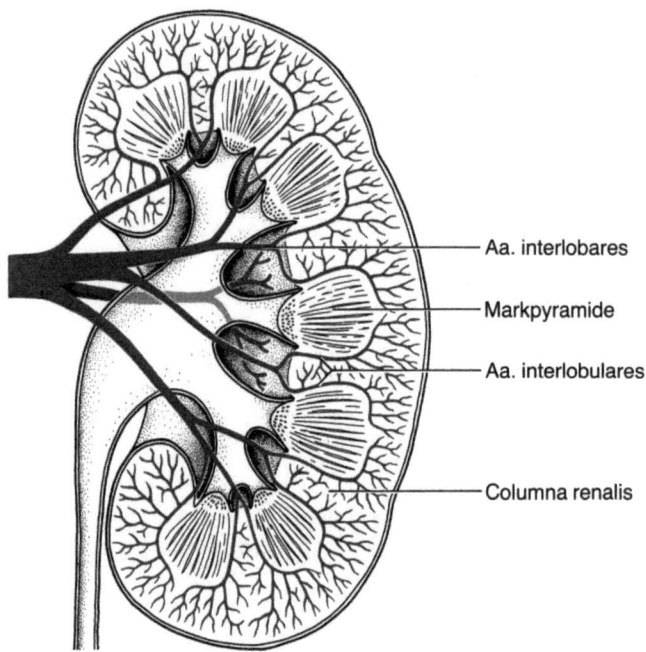

Abb. 2. Arterielle Gefäßversorgung der Niere in der Ansicht von ventral. Bei Anlegen eines perkutanen Kanals durch eine Papille werden nur wenige arterielle Gefäße getroffen, wenn der Kanal senkrecht zur Nierenoberfläche gelegt wurde

besonders leicht bei der Punktion der linken Seite, da die linke Niere höher steht, so daß der oberste Nierenpol bereits von der 11. Rippe gekreuzt wird. Nach ventral liegt rechts so wie links die jeweilige Flexur des Colons der Nierenkapsel auf. Besonders bei voroperierten Nieren wird man versuchen zu erkennen, wie weit der Dickdarm die Niere überzieht. Dieses zeigt sich während der Punktion im allgemeinen durch das im Röntgenbild gut sichtbare Darmgas (Abb. 1).

Die Nierenarterien verlaufen weitgehend radiär, von der Arteria renalis ausgehend. Die 5 Segmentarterien anastomosieren nicht untereinander, sie sind Endarterien, so daß eine Verletzung auch einer ihrer Verästelungen, der Aa. interlobulares, vermieden werden muß. Aus diesem Grund sollten einerseits Punktionen, wenn möglich, auch streng radiär erfolgen, d.h. senkrecht zur Nierenoberfläche, um einen unnötigen Untergang von Nierenparenchym durch Verletzungen einer Arterie zu vermeiden. Andererseits sollen sie immer durch eine Papille und den zugehörigen Kelch verlaufen, da bei Punktionen zwischen den Kelchen, also den Columnae renales, die dort laufenden Gefäße verletzt würden (Abb.2).

C. Lagerung und Vorbereitung des Patienten

Der Patient wird auf einem urologischen Röntgentisch gelagert. Ein solcher Tisch mit Bildverstärkeranlage hat den Vorteil, daß auf dem Monitor während der Operation jederzeit die Lage der Steine und des Pyeloskops kontrolliert werden kann, allerdings nur in einer Ebene, weil die Röhre in der Regel nicht beweglich ist. Die Lagerung erfolgt immer auf dem Bauch, ohne Anhebung einer Seite und ohne Verbiegung des Körpers, um nicht durch eine spätere Änderung ein Abknicken des Kanals oder ein Herausgleiten des Nephrostomie-Katheters aus der Niere zu bewirken. Das gleiche Kissen unter der Seite eines dicken Patienten mag garnichts an Lageveränderung bringen, einen dünnen Patienten aber vielleicht um 45° anheben. Für den Operateur ist es wichtig zu wissen, daß alle Patienten, unabhängig von ihrer Figur, gleich liegen. Das gilt gerade dann, wenn die genaue Position unter den Abdecktüchern nicht zu erkennen ist. So gewöhnt man sich an gleiche topographische Verhältnisse und bemerkt jede abweichende Punktionsrichtung.

Bei sehr dicken Patienten kann es möglich sein, daß das Pyeloskop zum Erreichen der Niere nicht lang genug ist. Dann empfiehlt es sich, ein dickes Kissen jeweils unter den Brustkorb und unter das Becken zu legen, so daß der Bauch durchhängen kann. Unter diesen Umständen wird es so gut wie immer gelingen, mit einem normalen Pyeloskop eine perkutane Lithotrypsie zu bewerkstelligen.

Bei allen perkutanen Operationen sollte immer ein Blasenkatheter gelegt werden, da es unter dem Druck des Spülwassers zu einer kräftigen Füllung der Blase kommt.

Bei der perkutanen Steinentfernung fließen trotz dauernder Absaugung des Spülwassers recht große Wassermengen auch über die Haut des Patienten und die Abdecktücher ab. Das gilt gerade dann, wenn bei der Operation eines Steines das Pyeloskop häufig aus dem Kanal und die Optik aus dem Schaft herausgezogen wird. Aus diesem Grunde ist es notwendig, daß der Röntgentisch wasserdicht gemacht wird. Gefährdet sind unter der Tischplatte die Bildverstärkerröhre

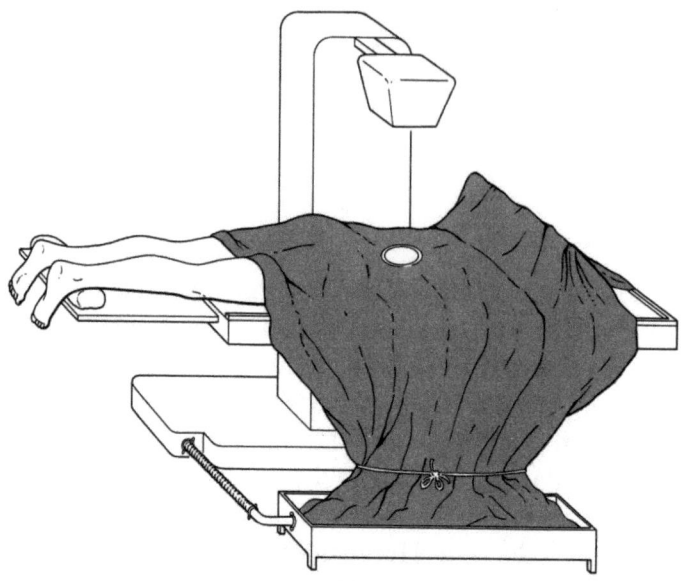

Abb. 3. Die Lagerung des Patienten erfolgt auf dem Bauch. Die Tücher hängen gebündelt in eine Wanne, damit nichtabgesaugtes Spülwasser über die Tücher kontrolliert abfließt

und eine eventuelle Kamera. Wasserdichte Unterlagen allein können diese empfindlichen Geräte nicht ausreichend schützen.

Wenn in den Operationsraum kein Bodenabfluß eingebaut ist, muß man damit rechnen, daß nach Beendigung des Eingriffes im gesamten Raum das Wasser steht. Dann empfiehlt sich folgendes Vorgehen: Unterhalb der Tischseite, an der operiert wird, wird eine große Auffangschüssel für das Wasser angebracht, die, wenn möglich, direkt an den Wasserablauf angeschlossen wird, beispielsweise durch einen leicht zu lösenden Bajonettverschluß. Die Abdecktücher werden so lang gewählt, daß sie zusammengebündelt in die Schüssel hängen. So fließt alles Wasser von der Haut kontrolliert über die Tücher in die Schüssel ab, ein Verfahren, daß sich bei uns gut bewährt hat (Abb. 3).

D. Anästhesie

Unsere Patienten werden ohne Ausnahme in Lokalanästhesie operiert. Wegen der Lagerung auf dem Bauch, die im allgemeinen als unangenehm empfunden wird, ist eine gute Sedierung mit einem Neuroleptikum oder einem Tranquillizer notwendig. Diese Mittel müssen je nach Dauer der Operation nachgespritzt werden. Das Gebiet von der Haut bis zur Nierenoberfläche wird lokalanästhesiert mit etwa 40 ml 0,5%iger Lidocain-Lösung. Auf eine gute Infiltration der oberflächlich liegenden Fascia lumbodorsalis ist besonders zu achten. Das Durchdringen dieser Fascie mit den Bougies wird von jungen Leuten mit noch straffen Fascien als unangenehm empfunden. Auch das Bougieren von einem intercostalen Zugang aus kann wegen der nahen Rippen sehr schmerzhaft sein. Eine Erleichterung stellt hier der routinemäßige Schnitt mit dem geführten Doppelmesser dar, durch den der Widerstand einer eventuell narbigen Fascie kaum merkbar überwunden werden kann (siehe S. 37).

Die Punktion und Dilatation der Niere selbst ist nur dann schmerzhaft, wenn es sich um eine akut pyelonephritische Niere handelt, etwa bei einer Stauung.

Bei der zweizeitigen Steinmanipulation, also dem Steinaufarbeiten bei einem vorbestehenden Kanal, kann eine gute Anästhesie des Nierenhohlsystems erreicht werden, wenn neben der Lokalanästhesie des Kanals eine Ampulle Lidocain-Gel (Instillagel, Farco-Pharma) perkutan appliziert wird. Die so erreichte Anästhesie entspricht jener nach Anwendung in der Harnröhre. Selbst elektrohydraulische Steinzerstörungen werden toleriert.

Wenn bei der Operation eines Steines mit dem Pyeloskop in der Niere stark gehebelt werden muß, ist trotz guter Lokalanästhesie mit Schmerzen zu rechnen, so daß dann Sedativa nachgespritzt werden müssen.

E. Röntgenschutz

Bei der Lagerung des Patienten wird die Beckenregion jeweils durch eine übergelegte Bleischürze (röhrenwärts!) abgedeckt.

Der Arzt und das weitere Personal tragen eine übliche Röntgenschürze. Es ist zweckmäßig, zumindest beim Anlegen des perkutanen Kanals, eine Bleiglasbrille zu tragen. Ein besonderer Schutz der Hände ist vorerst nicht möglich. Auf jeden Fall ist es von entscheidender Bedeutung, daß so wenig wie möglich durchleuchtet wird. Außerdem sollte das Durchleuchtungsfeld so stark eingeblendet werden, daß nur die unmittelbare Tätigkeit erkennbar wird. Die Gefährdung durch Röntgenstrahlen ist ernst zu nehmen, weil es bei schwierigen Punktionen Durchleuchtungszeiten von mehr als 30 Minuten geben kann.

Eine besondere Röntgenschutzvorrichtung ist in Vorbereitung. Diese bildet eine sterilisierbare, steife, dem Körper anpaßbare Schutzwand zwischen durchleuchtetem Gebiet und Röntgenröhre einerseits, zwischen Operationsgebiet und Operateur andererseits. Auf diese Weise kann die Röntgenbelastung des operierenden Arztes auf ein Minimum herabgesetzt werden.

F. Pyeloskopie und Gerätetechnik

Das Hauptproblem der perkutanen Pyeloskopie liegt in der leichten Verletzlichkeit der Schleimhaut, die schon auf geringe Berührung hin blutet. Um trotzdem gute Sicht zu haben, ist eine ausreichend kräftige Spülung notwendig, die aber die Gefahr des pyelorenalen Spülwasserrefluxes in sich birgt, besonders bei herabgesetzter Gewebsschranke wie bei der akuten Pyelonephritis.

Dieses erfordert die Konstruktion von Pyeloskopen, die bei genau auf das Bildfeld gerichtetem starken Spülstrom durch eine regulierbare Absaugung Niederdruckbedingungen gewährleisten. Das Prinzip ist seit Jahren bekannt in Form des doppelschäftigen Dauerspülresektoskops, wie wir es für Operationen in der Blase kennen. Dabei wird über den Innenschaft gespült und den Außenschaft abgesaugt (Abb. 4, 5).

1. Pyeloskope

Die erwähnten Anforderungen der Pyeloskopie sind bei den heute erhältlichen Pyeloskopen von Olympus Winter & Ibe, Storz und Wolf im wesentlichen erfüllt (Abb. 6–10). Probleme kann es lediglich beim Gebrauch von Modellen geben, bei denen ein Teil des Spülwassers über den Innenschaft unter der Optik abgesaugt wird. Bei stärkeren Blutungen wird dann die Sicht durch Turbulenzen getrübt.

Alle drei Hersteller bieten Optiken mit abgewinkeltem Okular an, das es erlaubt, starre Zusatzgeräte wie Ultraschallsonden, starre Zangen oder zusätzliche starre Optiken über den Arbeitskanal einzuführen (Abb. 11–13). Unumgänglich für die Operation schwieriger Kelchsteine oder Steine im oberen Harnleiter ist m. E. ein adaptierbares flexibles Fiberskop, das eine Abwinkelung bis 160° – also fast einen Rückblickeffekt – erlaubt und zugleich einen ausreichend weiten Arbeitskanal von ca. 5 bis 6 Charr. aufweist. Auch sollte ein derartiges Gerät möglichst dünn sein, um feine Strukturen in der Niere passieren zu können. Die angegebenen Abwinkelungen der

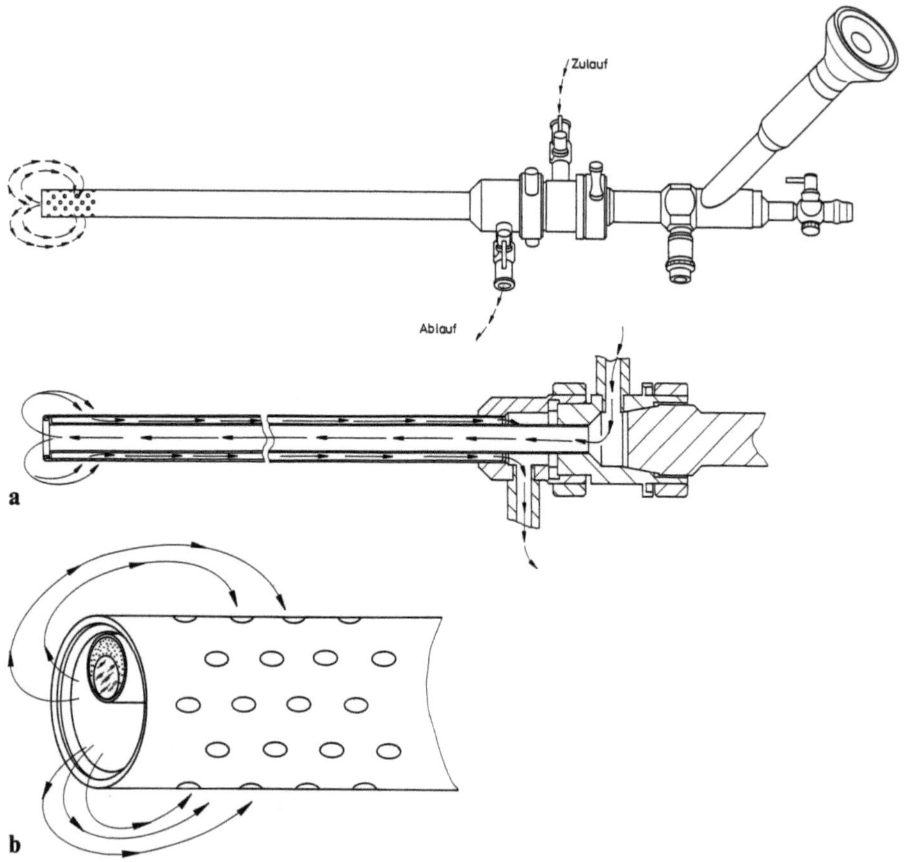

Abb. 4a, b. Zur Erzielung guter Sichtverhältnisse auch bei stärkeren Blutungen ist am besten ein doppelschäftiges Pyeloskop geeignet, bei dem über den Innenschaft gespült und über den Außenschaft regelbar abgesaugt wird. Bei Umkehrung des Spülsystems und Absaugung über den Arbeitskanal lassen sich auch große Steinfragmente absaugen. (Olympus, Winter & Ibe)

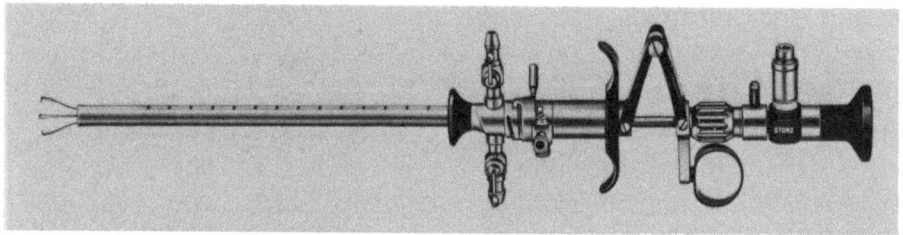

Abb. 5. Pyeloskop von Storz in 27 Charr. Stärke mit eingesetzter Steingreifzange nach Wickham

Pyeloskope

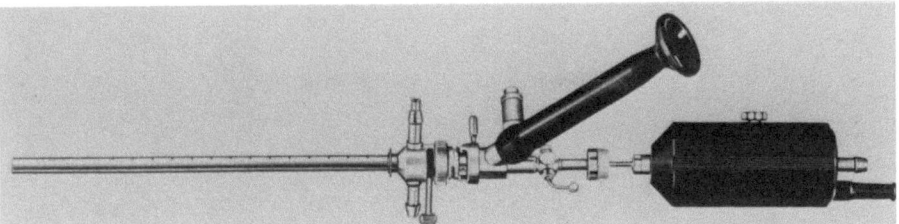

Abb. 6. Pyeloskop von Storz mit abgewinkeltem Okular und eingesetzter Ultraschallsonde

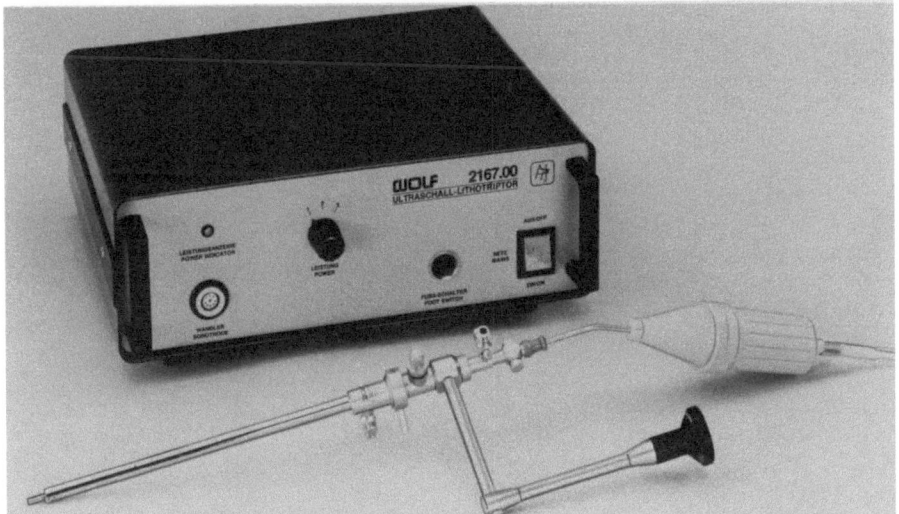

Abb. 7. Pyeloskop von Wolf mit rechtwinklig abgeleitetem Okular und eingesetzter Ultraschallsonde

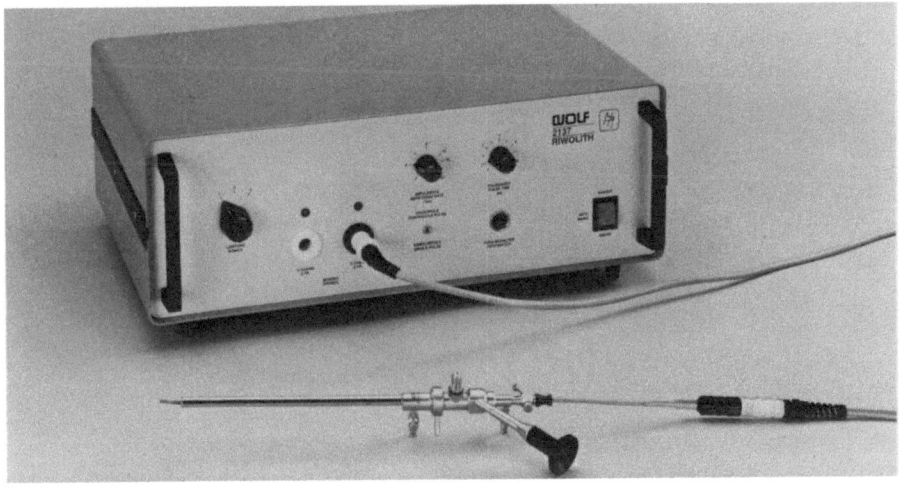

Abb. 8. Pyeloskop von Wolf mit um 45° abgewinkeltem Okular und eingesetzter elektrohydraulischer Sonde

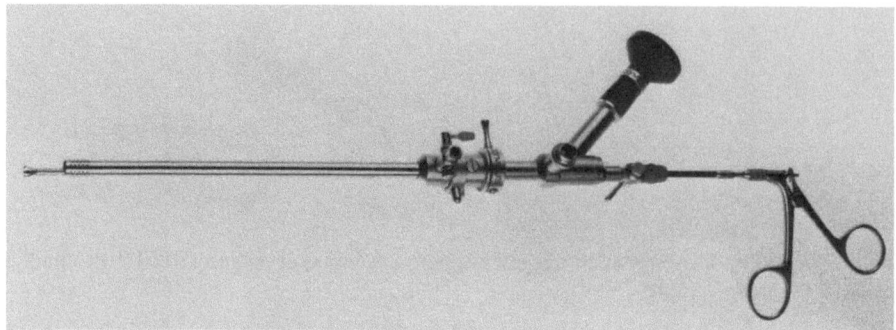

Abb. 9. Pyeloskop in 24 Charr. Stärke von Olympus, Winter & Ibe mit um 45° abgewinkeltem Okular und eingesetzter Steinfaßzange

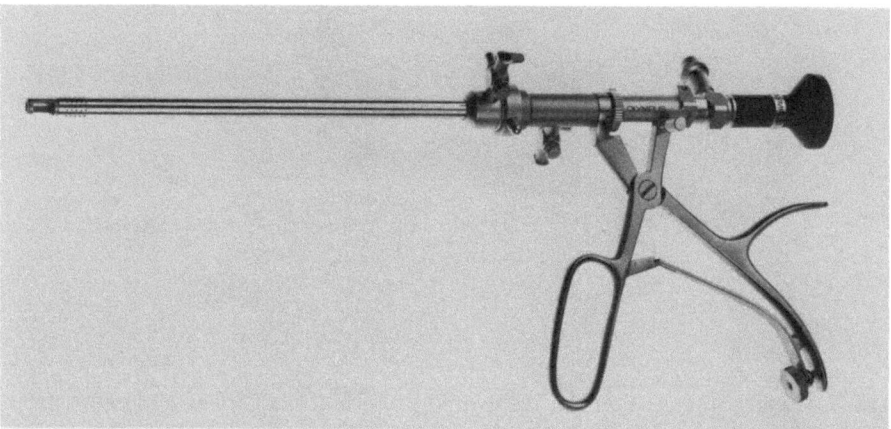

Abb. 10. Pyeloskop von Olympus, Winter & Ibe mit eingesetztem Punch. Auch hier Dauerspülung vorhanden

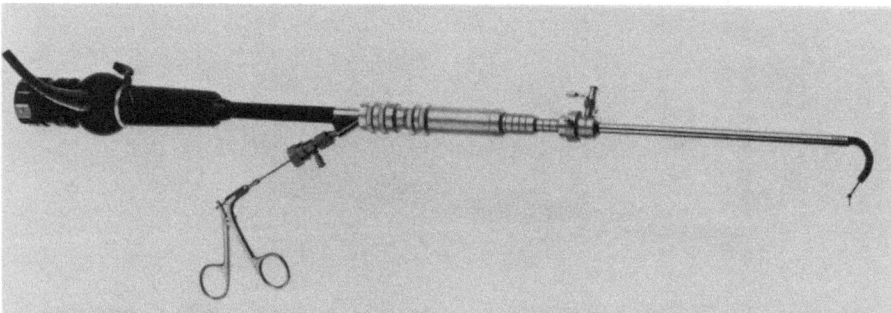

Abb. 11. In den Außenschaft des Pyeloskops von Olympus, Winter & Ibe eingesetztes flexibles Fiberskop mit Teleskopadapter. Dieser läßt die bewegliche Spitze des Endoskops herausgezogen ganz im Schaft verschwinden und hineingeschoben um 7 cm ausfahren

Pyeloskope

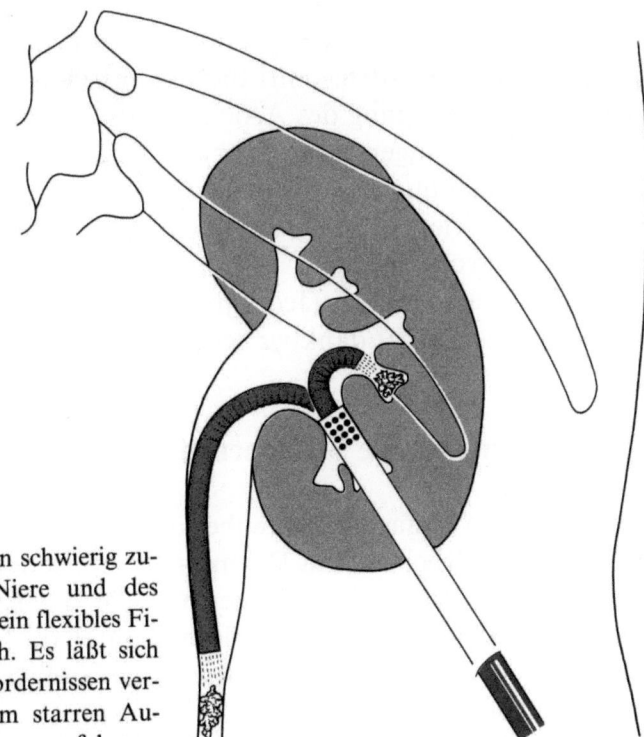

Abb. 12. Zum Einsehen schwierig zugänglicher Teile der Niere und des oberen Harnleiters ist ein flexibles Fiberskop unumgänglich. Es läßt sich entsprechend den Erfordernissen verschieden weit aus dem starren Außenschaft des Pyeloskops ausfahren

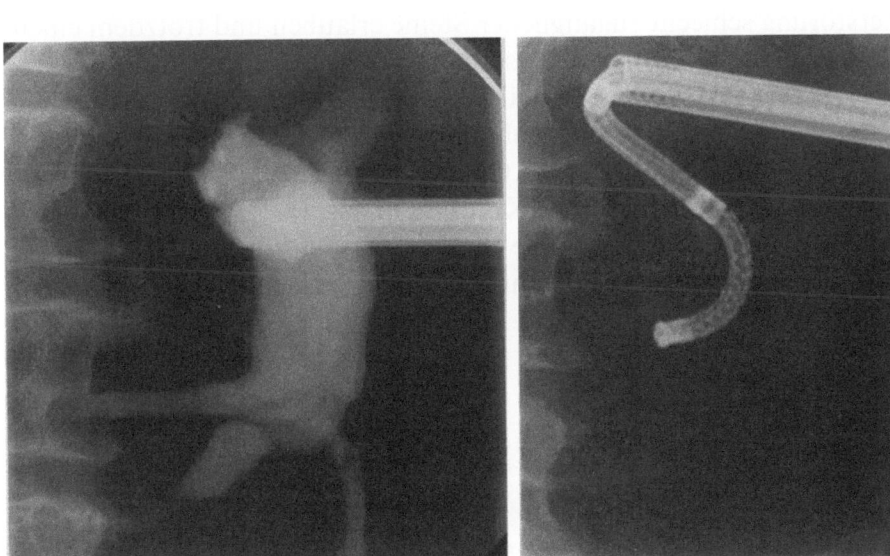

Abb. 13a, b. Inspektion des Hohlsystems einer Hufeisenniere nach Steinentfernung. Die Spitze des flexiblen Fiberskops ist entsprechend dem Verlauf des Hohlsystems um seine volle Länge von 7 cm ausgefahren

Spitze sind allerdings nur bedingt möglich, da eingeschobene Zusatzinstrumente, je nach Qualität, zu einer vermehrten Versteifung der Spitze führen. Außerdem führt die Abwinkelung dann u. U. zu einer vollständigen Verlegung des Arbeitskanals, so daß eine ausreichende Spülung bei Blutungen nicht mehr möglich ist.

Die Handhabung einer flexiblen Optik erfordert Übung. Empfehlenswert zum Erlernen ist die routinemäßige Anwendung des Gerätes für die Urethrocystoskopie, also für ein Organ, dessen Anatomie der Urologe genau kennt. (Jeder junge Mann wird für diesen absolut schmerzfreien Eingriff dankbar sein).

2. Instrumente für die Steinoperation

Zur Extraktion einfacher Nierenbeckensteine ist eine Auswahl flexibler weicher Körbchen vom Dormia-Typ notwendig, ein Steinpunch (Abb. 14) und verschiedene Zangen. Größere Steine werden entweder mit Ultraschall zerlegt und überwiegend durch die Sonde gleich abgesaugt oder man setzt elektrohydraulische Stoßwellen über Sonden ein, die es von ca. 3 Charr. bis 10 Charr. gibt. Die dünnen elektrohydraulischen Sonden sind für den Einsatz im flexiblen Fiberskop interessant, weil sie im Gegensatz zur starren Ultraschallsonde auch die Zerstörung schlecht zugänglicher Steine erlauben und trotzdem einen ausreichenden Spülstrom zulassen.

Ultraschallgeräte sind erhältlich von den Firmen Wolf und Storz (Abb. 15, 16). Elektrohydraulische Geräte werden hergestellt von Wolf, Northgate (Vertrieb ACM-München), Walz und Urat. Die Firma Urat hat ein neues Kombinationsgerät (Baikal) herausgebracht für elektrohydraulische Stoßwellen und Ultraschallwellen mit flexibler Sonde, über das Erfahrungen allerdings noch nicht vorliegen.

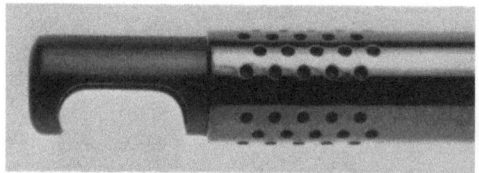

Abb. 14. Zur mechanischen Zerkleinerung relativ kleiner Steine des Nierenbeckens ist das Punchgerät geeignet

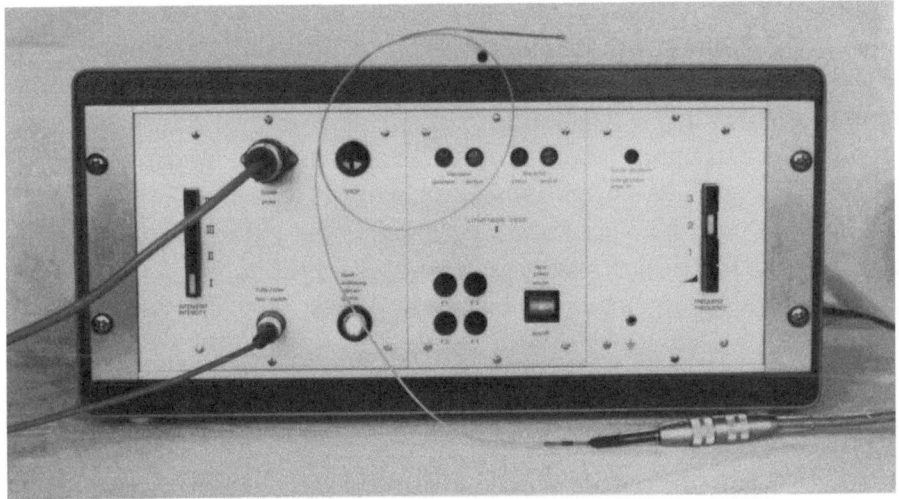

Abb. 15. Das Elektrohydraulik-Gerät der Firma Walz (Lithotron 2000)

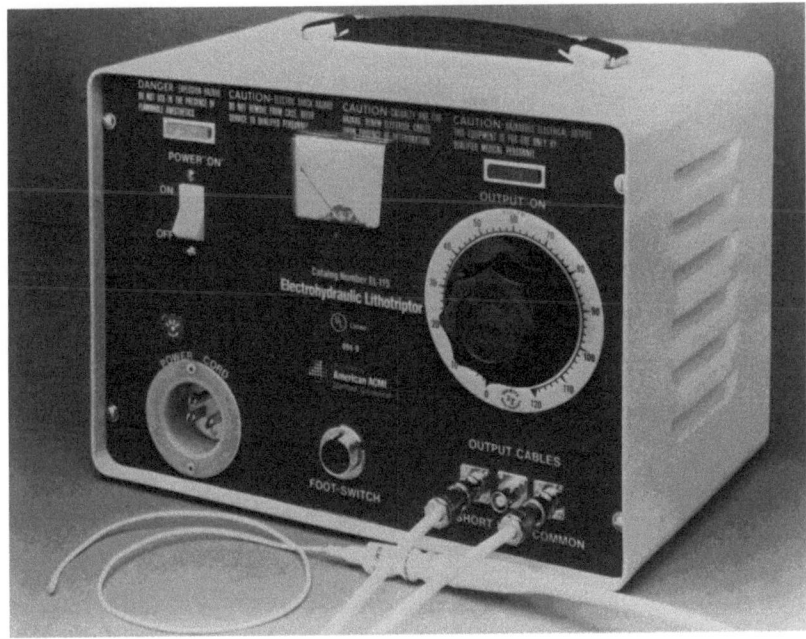

Abb. 16. Elektrohydraulischer Steinzerstörer von Northgate (Vertrieb ACMI)

Für das Absaugen großer Steinfragmentmengen gibt es ein spezielles Zusatzgerät, das beim Pyeloskop der Firma Olympus Winter & Ibe in die Schaftverriegelung anstelle der Optik eingesetzt werden kann (Abb. 17).

Kelchhalsstenosen werden mit einer außenschneidenden flexiblen Schere, die ebenfalls in das Fiberskop paßt, erweitert (Abb. 18). Für das Fassen von eingeklemmten Kelchsteinen ist eine neue, aktiv ausfahrbare Schlinge in Entwicklung, die es erlaubt, einen Stein mit mehreren Drähten „einzuspinnen" (Abb. 19).

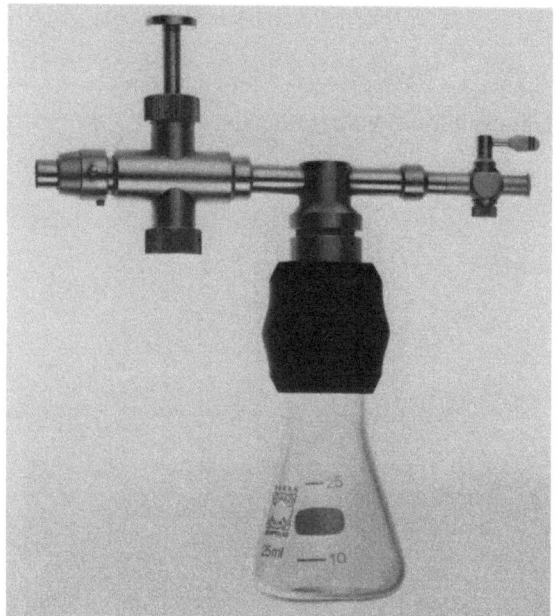

Abb. 17. Große Steinfragmente lassen sich ohne Sicht durch den Innenschaft absaugen, wenn statt der Optik dieser durch ein Trompetenventil steuerbare Absauger eingesetzt wird

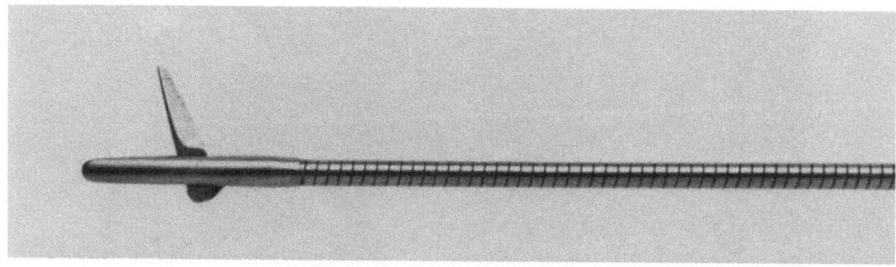

Abb. 18. Zum Aufschlitzen enger Kelchhälse oder zum Perforieren in einen Kelch der Nachbarschaft dient die außenschneidende Schere

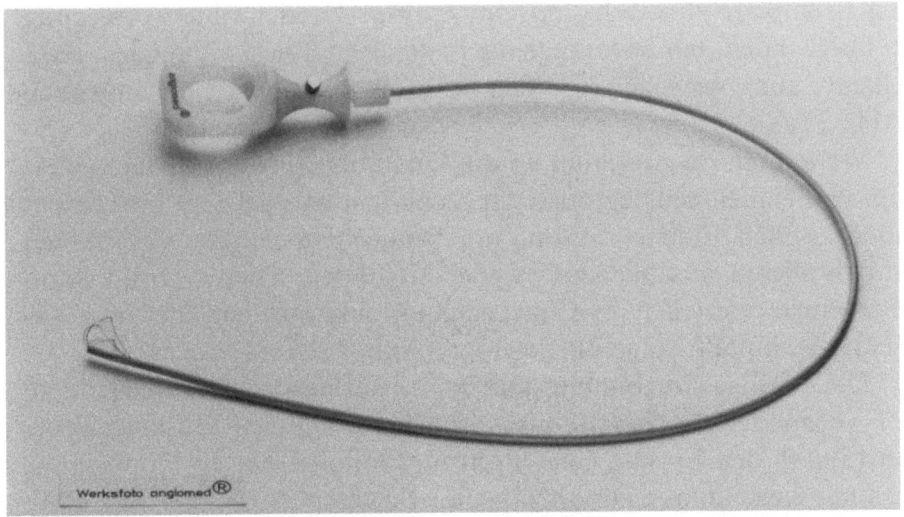

Abb. 19. Eine neue „aktive Schlinge" ist in der Ausführung mit mehreren Drähten zum Fassen von Nierenbeckensteinen gedacht, mit einem einfachen Draht für die Verwendung im Kelchhals. Wenn der Handgriff fortgelassen wird, kann durch weiteres Vorschieben des Drahtes ein Stein ohne Sicht aktiv „eingesponnen" werden

3. Instrumente für die perkutane Punktion und Dilatation

Für die Nierenpunktion wird eine 3-fach-Nadel nach Günther verwendet, wie sie von den Firmen Angiomed oder Vance angeboten werden. Grundsätzlich ist auch eine Chiba-Nadel geeignet (Abb. 20, 21). Wir benutzen eine Doppelnadel mit stumpfer Außen- und scharfer Innennadel. Durch die stumpfe Außennadel werden flexible Führungsdrähte geschoben, wie sie in der Angiographie üblich sind (Abb. 22, 23). Das sind Drähte von 0,35 mm Durchmesser (Seldinger) mit einer J-förmigen Spitze oder Lunderquist-Führungsdrähte. Seldinger-Drähte passen sich den anatomischen Gegebenheiten der Niere gut an, sind aber nicht geeignet, ein Bougie sicher durch die Fascie und Muskulatur ohne Abknicken zu leiten. Dafür sind Lunderquist-Drähte besser, die halb steif sind und die Passage des Bougies leicht machen. Sie haben einen weichen, flexiblen Spitzenteil und schmiegen sich mit diesem den Formen der Niere einigermaßen an, führen aber leicht zu Kelchperforationen.

Die Dilatation des Kanals kann entweder mit den Teflondilatatoren von Angiomed oder Vance erfolgen, die es bis 28 Charr. (Abb. 24) im Handel gibt. Diese Dilatatoren haben den Nachteil, daß die dünnen Exemplare zu weich sind, um kräftige Fascien ohne Abbiegung zu überwinden. Ich bevorzuge die metallenen Teleskopbougies (nach Alken) zur Anwendung über einen zentralen Führungsspieß (Abb. 25a).

Wenn man im Anschluß an die Dilatation sofort die Steinoperation vornehmen will, legt man zur Sicherheit parallel zum Instrument einen zweiten Führungsdraht, um beim Verlassen des perkutanen Kanals diesen anschließend wieder zu finden. Dieser Draht kann über einen speziellen 24-Charr.-Dilatationsstab, der über den 18-Charr.-Stab paßt, eingeführt werden (Abb. 25b).

Die Passage des Bougies auf dem Führungsdraht, insbesondere bei voroperierten Nieren mit vernarbtem Fascien-Muskelgewebe, wird durch den Einsatz eines Führungsdraht-geführten Doppelmessers mit einstellbarer Distanzscheibe erleichtert (Abb. 26). Mit Hilfe des Messers wird beim Einstechen ein 10 mm breiter Schlitz durch die Fascie geschnitten. Beim Herausziehen läßt sich dieser Schnitt zu einem Kreuzschnitt erweitern, wenn man das Messer dabei dreht.

Ein sogenannter Amplatz-Schaft aus Polyurethan dient dazu, während der unmittelbaren Operationszeit beim einzeitigen Operieren einen perkutanen Kanal offen zu halten (Abb. 27).

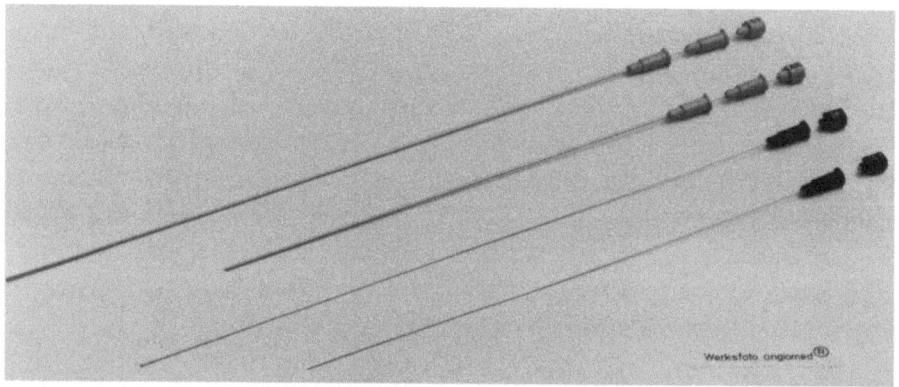

Abb. 20. *Oben:* Dreiteilige Punktionsnadel nach Günther, Außendurchmesser 1,3 mm. *Unten:* Chiba Feinnadel aus zwei Teilen mit Außendurchmesser 0,7 mm

Instrumente für die perkutane Punktion und Dilatation

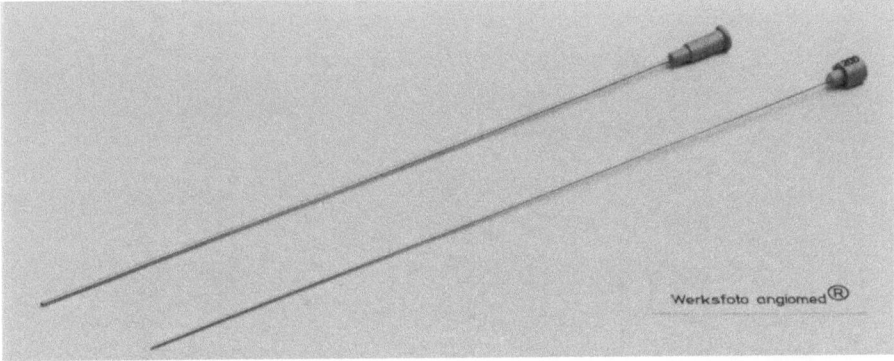

Abb. 21. Zweiteilige Punktionsnadel Modell „Loretto" mit Außendurchmesser 1,3 mm

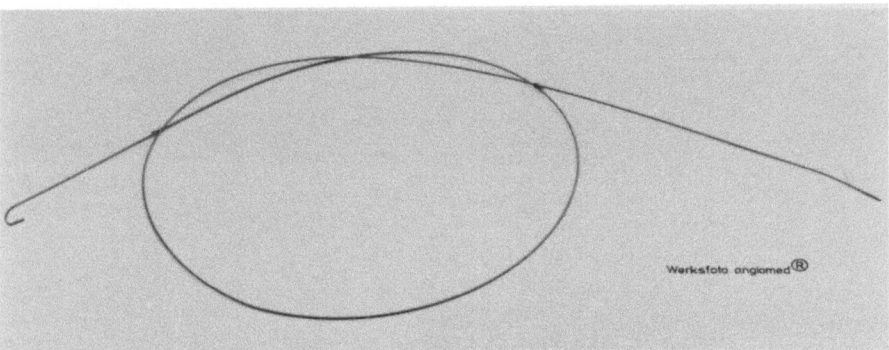

Abb. 22. Seldinger-Draht in 0,35 mm Stärke und J-förmiger Spitze

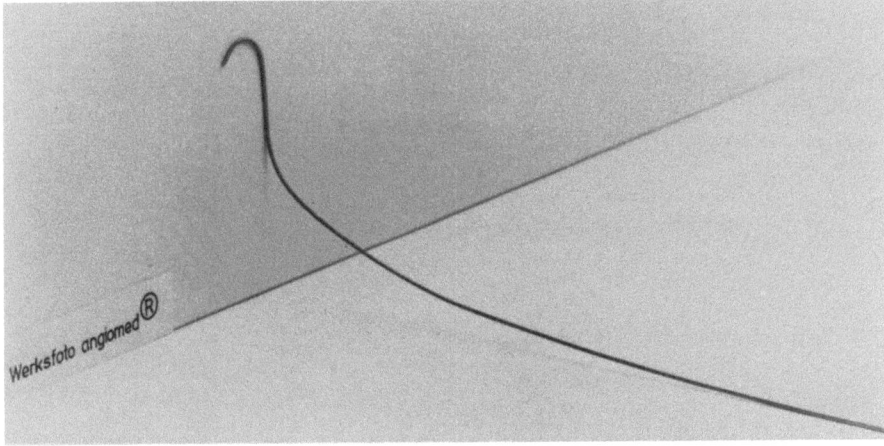

Abb. 23. Lunderquist-Draht mit halbsteifem Schaft und weicher Spitze mit J-förmigem Ende, 0,35 mm Durchmesser

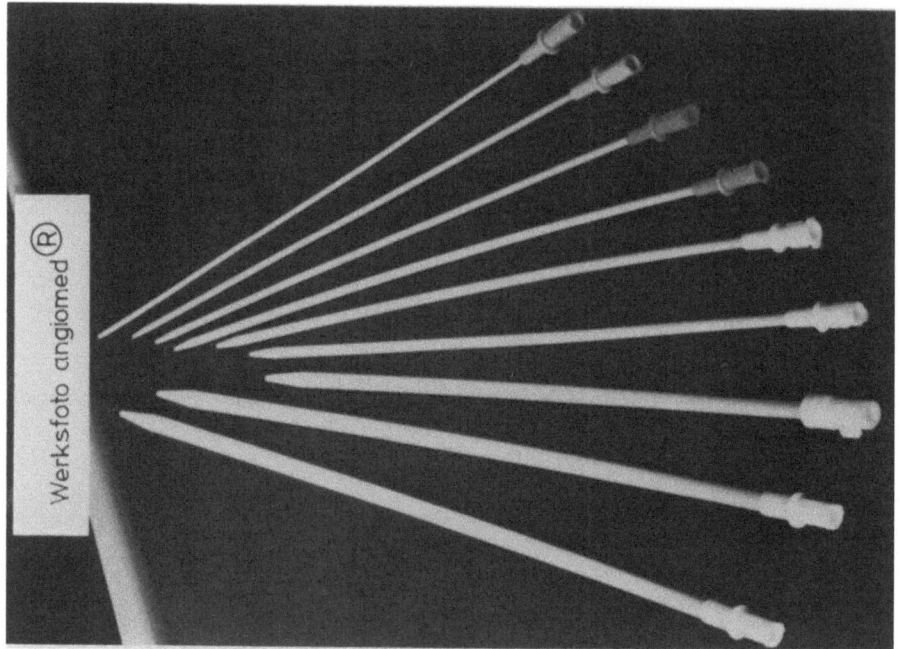

Abb. 24. Perkutane Teflondilatatoren mit zentraler Führung

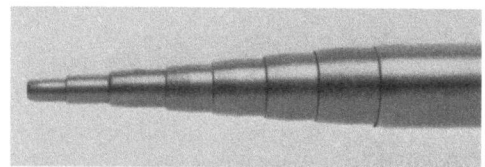

Abb. 25a. Aufeinandergesetzte Spitzen der Metalldilatatoren des Teleskop-Bougiesets (nach Alken)

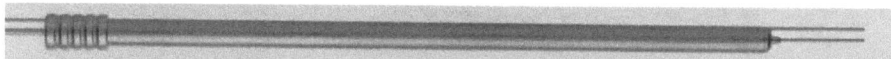

Abb. 25b. Spezialdilatationsstab zum Einführen eines zweiten Führungsdrahtes (nach LeDuc)

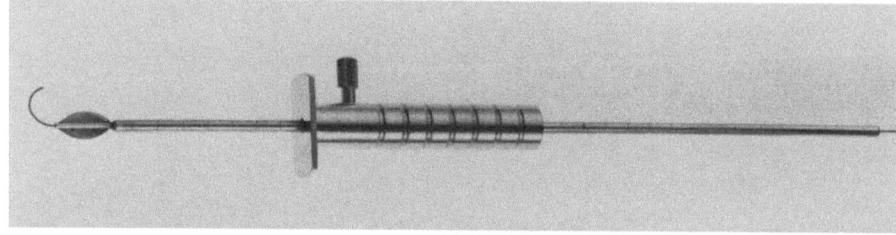

Abb. 26. Geführtes Doppelmesser mit Distanzscheibe zum gezielten, scharfen Durchtrennen der Muskel- bzw. Narbenplatte zwischen Haut und Niere

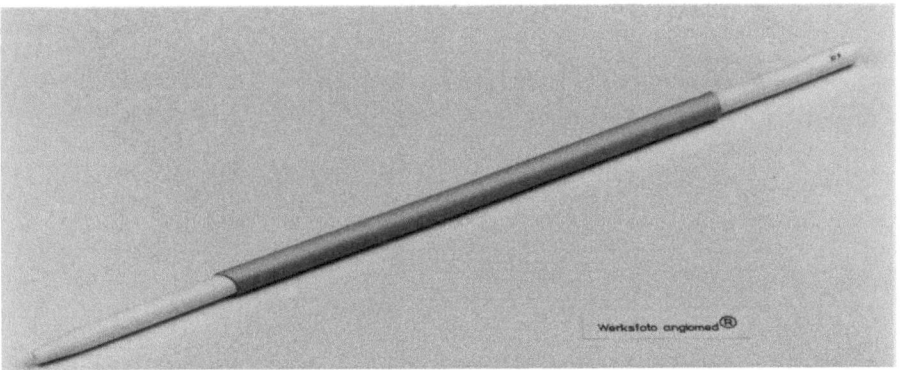

Abb. 27. Amplatz-Schaft zum Offenhalten eines perkutanen Kanals während des operativen Eingriffs

4. Spülung und Absaugung

Als Spülmittel für die Pyeloskopie sind physiologische Kochsalzlösung geeignet oder elektrolytfreie Lösungen wie Purisole (Sorbit + Mannit, Fresenius) oder Glykokoll (Travenol). In elektrolytfreien Lösungen kann es beim Einsatz von elektrohydraulischen Stoßwellen Probleme mit dem Funkenschlag an der Elektrodenspitze geben. Firma Northgate empfiehlt für die Anwendung bei ihrem Gerät folgende Lösungen:
1. 6 ml konzentrierte NaCl-Lösung (23,4%) auf 1 l Aqua dest.
   Oder
2. 1,4 g NaCl (Molekulargewicht 58,44) auf 1 l Aqua dest.
   Oder
3. 0,9%ige NaCl-Lösung im Verhältnis 1:6 mit Aqua dest. verdünnen.

Die Spülhöhe bei Benutzung des starren Pyeloskops beträgt 40 bis 60 cm. Beim flexiblen Fiberskop werden die Spülwasserbeutel so hoch wie möglich gehängt, um beim Einsatz von Instrumenten im Arbeitskanal noch ein Minimum an Spülung zu erreichen.

Das Spülwasser wird aus dem Pyeloskop durch eine normale, regulierbare Pumpe, wie sie zur transurethralen Resektion oder im Operationssaal verwendet wird, abgesaugt. Die Feinregulierung erfolgt durch Betätigen des betreffenden Hahns am Pyeloskop.

G. Punktion der Niere

Die Kunst, einen geeigneten Punktionskanal zu legen, ist vielleicht die Hauptvoraussetzung zur erfolgreichen perkutanen Steinentfernung. Ein ungeeignet liegender Kanal kann eine Steinoperation unmöglich machen, so daß dann intraoperativ ein neuer Kanal gefunden werden muß. So wird ein hoher Harnleiterstein kaum entfernt werden können, wenn der Eintrittskanal in die Niere über den unteren Pol erfolgt, also, wenn zum Hineinfahren mit dem Gerät in den oberen Harnleiter eine möglichst flache Winkelbildung notwendig wäre. Selbst die flexible Optik hilft in diesem Fall oft nicht, da Steine im oberen Harnleiter erfahrungsgemäß festsitzen und es verschiedener kräftiger Geräte bedarf, um sie herauszuziehen. Ebenso kann es problematisch sein, einen in einer mittleren Kelchgruppe liegenden Stein zu operieren, wenn unglücklicherweise der Nachbarkelch, der in der einen Ebene über diesen Stein hinwegzieht, für die Punktion gewählt wurde.

Es ist also notwendig, die Lage des Punktionskanals taktisch sorgfältig zu planen, um die eigentliche Steinoperation leicht zu machen. Bei einem gut liegenden Kanal besteht die Steinoperation dann manchmal nur noch im Fassen und Extrahieren des Steines.

1. Punktion der gestauten Niere

Die Punktion einer gestauten Niere macht im allgemeinen unter Leitung eines Ultraschallgerätes keinerlei Schwierigkeiten (Abb. 28). Das Hohlsystem ist kräftig mit Urin gefüllt, und selbst ein geeigneter Kelch wird im Ultraschallbild dargestellt sein. Lediglich die Dilatation wird dann noch fluoroskopisch kontrolliert.

2. Punktion der nicht gestauten Niere

Bei einem nicht gestauten Hohlsystem liegen die Wände der Kelche aufeinander, so daß es schwierig ist, die Nadel zwischen sie zu leiten,

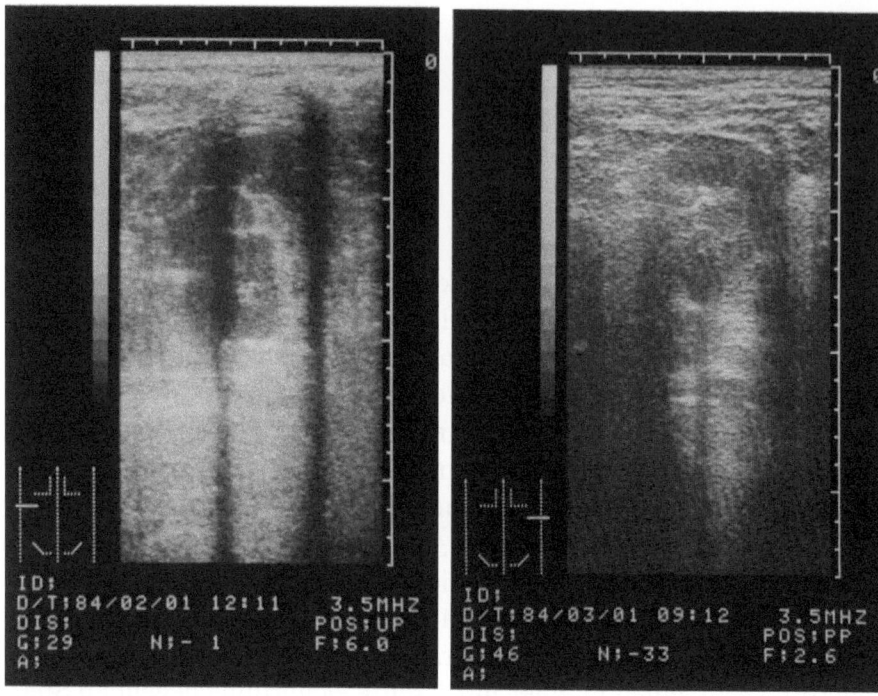

Abb. 28 **Abb. 29**

Abb. 28. Ein gestautes Nierenhohlsystem läßt sich ohne Schwierigkeiten unter alleiniger Ultraschallführung treffen

Abb. 29. Bei querem Anlegen der Ultraschallsonde läßt sich die zweite Ebene der Niere erkennen und der Punkt der Haut, der der höchsten Konvexität der Niere gegenüberliegt. Dieses ist in der Regel ein Punkt auf der hinteren Axillarlinie. In diesem Fall ist interkostal ein aufgestauter Kelch zu erkennen, darunter der Steinreflex mit dem Schallschatten dahinter. In so einem Fall läßt sich auch unter alleiniger Ultraschalleitung der richtige Kelch treffen

besonders unter alleiniger Ultraschallkontrolle. Dann geht man besser folgendermaßen vor: Ein normaler 5-Charr. Ureterenkatheter wird retrograd in das Nierenbecken eingelegt und dann 30%iges Kontrastmittel, gemischt mit 1 oder 2 Ampullen Indigocarmin über den Katheter in das Nierenhohlsystem infundiert. Man erreicht so durch eine leichte, hydronephrotische Aufdehnung des Hohlsystems und eine kräftige Kontrastmittelanfärbung des eigentlichen Punktionsziels, daß sich die einzelnen Kelche viel leichter und exakter treffen lassen. Sobald die Nadelspitze das Innere eines Kelches erreicht hat, tropft aus dem Nadelende blauer Farbstoff heraus. Damit ist die Lage der Nadelspitze klar. Man vermeidet so, daß eine eventuelle parapelvine Kontrastmitteleinspritzung das Nierenbild in der Durchleuchtung verwischt.

Die Punktion der Niere erfolgt auf dem beschriebenen urologischen Röntgentisch, also nur in einer Ebene. Die zweite Ebene ergibt sich durch queres Anlegen einer Ultraschallsonde (Abb. 29). Dadurch erkennt man durch Darstellen der höchsten Konvexität den günstigsten Punkt für die Lage des perkutanen Kanals. Es wird vermieden, daß die Niere zu tangential mit der möglichen Folge schwerer Gefäßverletzungen getroffen wird, besonders, wenn Punktion und Dilatation zu weit nach ventral abgleiten. Wenn die Ultraschallsonde einen zentralen Punktionskanal enthält, läßt sich vielfach durch sie der den Stein enthaltende Kelch darstellen und anpunktieren.

Meistens findet man jedoch den für den idealen Zugang geplanten Kelch nicht, so daß die eigentliche Punktion besser unter Durchleuchtungskontrolle vorgenommen wird (Abb. 30). Wenn die Nadel im PA-Strahlengang richtig, in der anderen Ebene aber zu weit ventral liegt, kann man durch schnelles Bewegen der Nadelspitze in Stichrichtung beobachten, daß sich der Dickdarm mitbewegt, erkennbar am bewegten Darmgas. Dann geht man mit der Nadel ein Stück zurück und weiter dorsal wieder auf die Niere zu (Abb. 31). Hier wird man sie im allgemeinen gleich treffen. Die schnellen Bewegungen der Nadelspitze zeigen dann, daß sich die Niere im gleichen Rhythmus mitbewegt. Die Nadel wird dann langsam weiter auf die gewünschte Papille zugeschoben (Abb. 32). Wird diese getroffen, so dellt sie sich gut sichtbar ein (Abb. 33, 34a–c, 35). Nach weiterem Vorschieben und Entfernen des Mandrins wird es blau aus der Nadel heraustropfen. Wenn es gelegentlich aus der Nadel kräftig blutet, hat man im allgemeinen eine Vene punktiert. Eingespritztes Kontrastmittel sieht man bei der Durchleuchtung schnell nach medial über Venen abfließen. Auf keinen Fall darf ein solcher Kanal aufbougiert werden. Die Nadel wird zurückgezogen und neu punktiert, um einen besseren Kanal zu finden.

Wenn die retrograde Sondierung des Nierenhohlsystems nicht gelingt, muß die Darstellung durch eine intravenöse Kontrastmittelinfusion wie üblich erfolgen. Diese Darstellung ist vergleichsweise flau, und die Punktion eines Kelches gelingt lange nicht so einfach, wie bei der retrograden Überdehnung.

Beim retrograden Infundieren von Kontrastmittel in eine Niere, die pyelonephritisch verändert ist, werden leicht Schmerzen angegeben. Sicher kommt es dabei unter Umständen zu einem pyelorenalen

Reflux. Dann sollte zusätzlich ein Diuretikum gegeben werden, um den orthograden Urinstrom zu verstärken. Die retrograde Kontrastmittelinfusion und Dilatation der Niere gelingt im allgemeinen besser, wenn vorher ein Spasmolytikum intravenös injiziert wird.

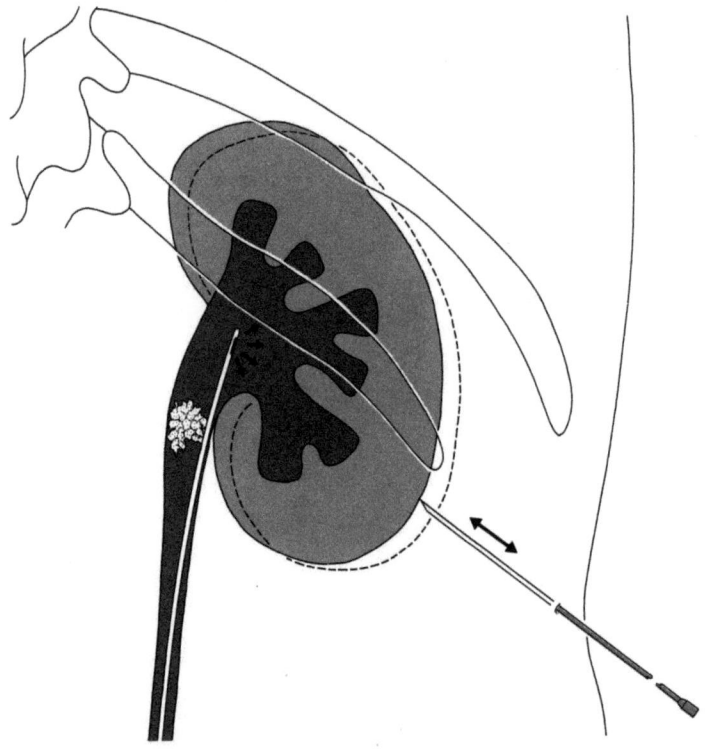

Abb. 30. Punktion des nichtgestauten Nierenhohlsystems. Ein Ureterenkatheter wird retrograd am Stein vorbeigeschoben und 30%iges Kontrastmittel, gemischt mit Indigocarmin, in das Hohlsystem infundiert. So erkennt man gut das Ziel, das es zu erreichen gilt. Tropft blauer Farbstoff aus der Nadel, ist das Ziel erreicht.
Liegt die Nadelspitze zu weit ventral von der Niere, bewegt sich der Darm im Rhythmus der Nadelbewegung mit

Punktion der nicht gestauten Niere

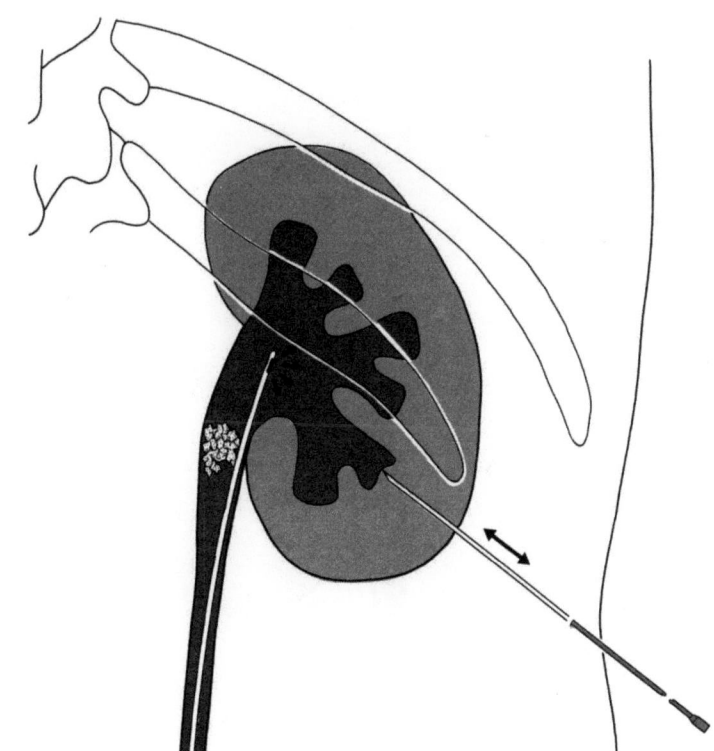

Abb. 31. Hat die Nadelspitze die Nierenkante getroffen, bewegt sie sich synchron mit der Nadel mit

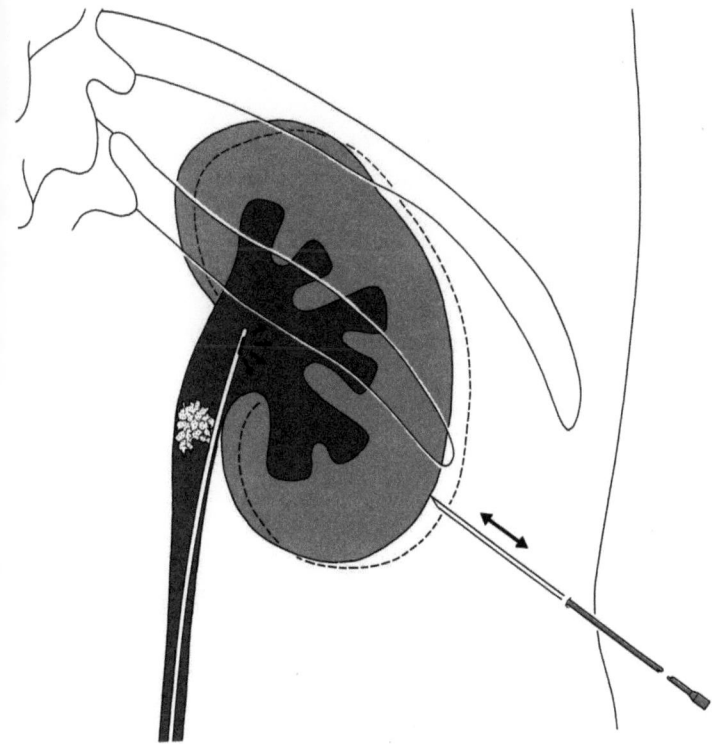

Abb. 32. Liegt die Nadelspitze in der richtigen Ebene der gewünschten Papille, so dellt sich diese beim langsamen Vorschieben ein

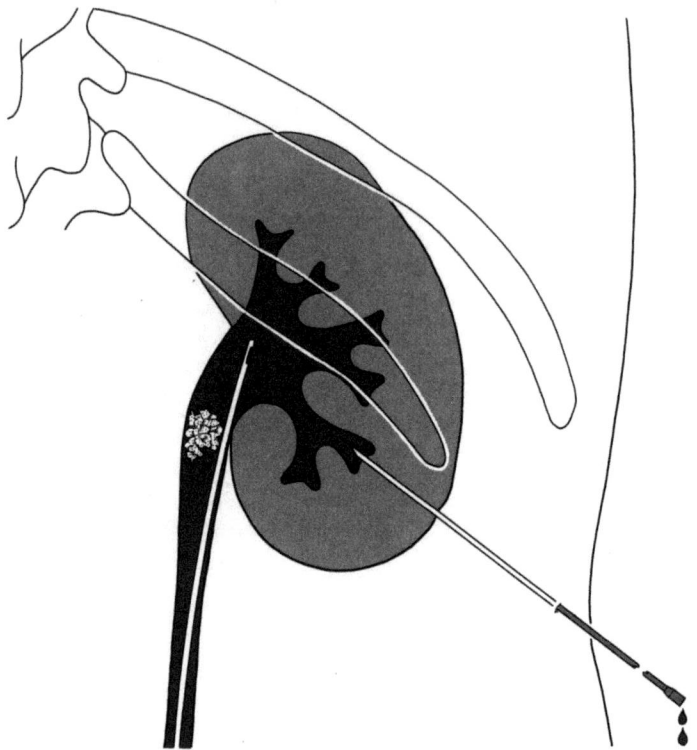

Abb. 33. Ist das Hohlsystem erreicht, tropft blauer Farbstoff aus der Nadel

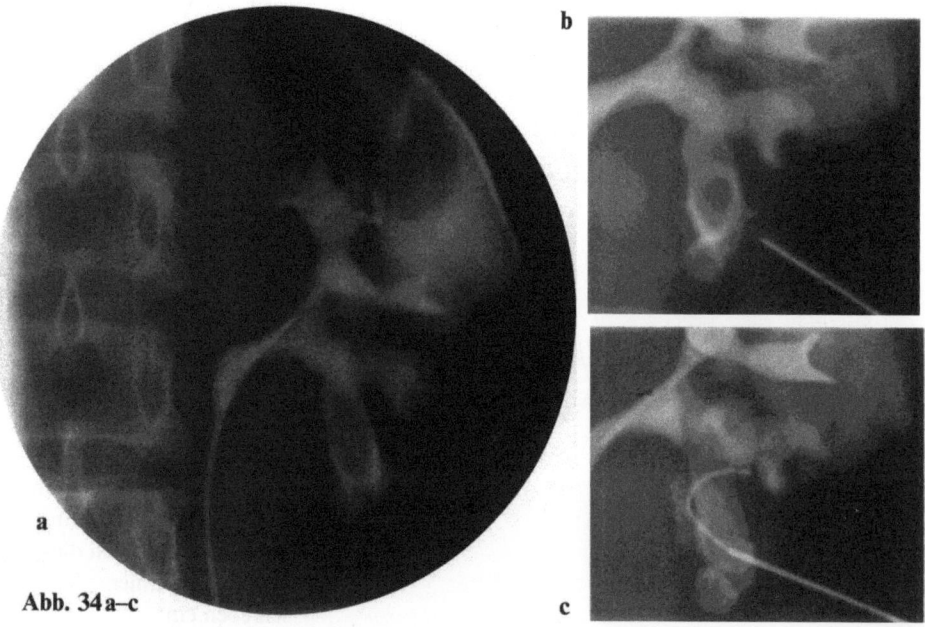

Abb. 34a–c

Punktion der nicht gestauten Niere

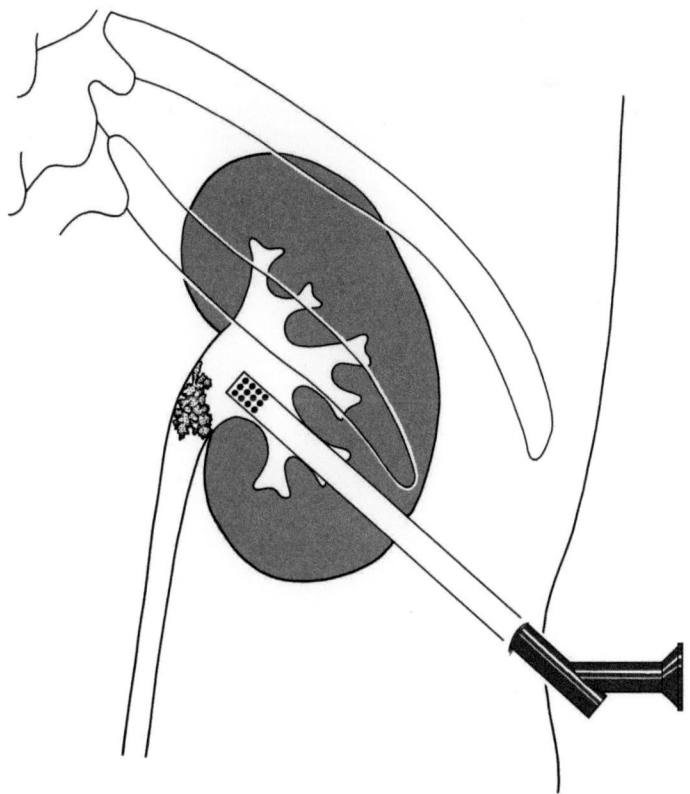

Abb. 35. Will man sofort an die Steinoperation gehen, wird anstelle des dicksten Dilatationsstabes der Außenschaft des Pyeloskops eingesetzt

◁ **Abb. 34. a** Das Hohlsystem ist leicht dilatiert. Durch zu weites Vorschieben des Ureterenkatheters ist es zur Perforation der Spitze durch einen Kelch bis in die Nierenkapsel gekommen. **b** Bei richtiger Lage der Nadelspitze dellt sich die Papille beim langsamen Vorschieben ein. **c** Vorschieben des Führungsdrahtes

H. Wählen des perkutanen Kanals

1. Solitärer Nierenbeckenstein

Für einen solitären Nierenbeckenstein wird man in der Regel den Zugang über einen unteren Kelchhals wählen. Wenn der Stein nicht in einem Stück extrahiert, sondern vorher zerstört wird, werden sich anfallende Steintrümmer im unteren Kelch sammeln, so daß sie direkt im Arbeitskanal liegen und ebenfalls leicht extrahiert werden können. Zudem ist dieser Kanal der sicherste, da er in jedem Fall außerhalb des Nierenkontakts mit Pleura, Milz oder Leber liegt.

2. Hoher Harnleiterstein

Ein perkutaner Kanal über die untere Kelchgruppe ist für die Operation eines hohen Harnleitersteines nicht geeignet, da gegenüber dem Harnleiter ein spitzer Winkel gebildet wird. Auch wenn das starre Pyeloskop in der Niere ohne Schwierigkeiten und, ohne daß die Niere geschädigt wird, um etwa 30° gehebelt werden kann, gelingt es in der Regel nicht, mit dem Gerät in den oberen Harnleiter hineinzufahren, auch wenn dieser gestaut ist. Aus diesem Grunde muß man den Zugang über die mittlere Kelchgruppe wählen. Die Gruppe liegt, besonders links, schon im Bereiche der untersten Pleuraausziehung, so daß vorher im Durchleuchtungsbild geprüft werden muß, ob der Kanal gefahrlos hier angelegt werden kann. Sicherer ist es dann, den Patienten in eine Beckentieflage zu bringen, um die Niere abzusenken. Der Zugang zur mittleren Kelchgruppe geschieht im allgemeinen über den untersten Intercostalraum (ICR 11-12).

3. Nierenbecken- und Kelchstein

Beim Operieren eines Nierenbecken- und Kelchsteines im unteren Polbereich muß der Eintritt des perkutanen Kanals über den betreffenden Kelch erfolgen. Dann wird zuerst der Kelchstein extrahiert

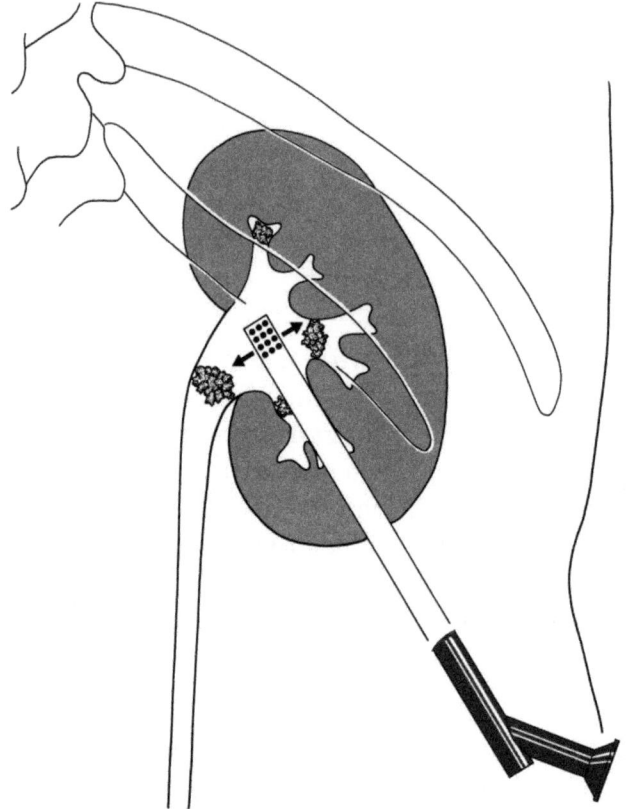

Abb. 36. Es sollten möglichst alle im Hohlsystem befindliche Steine von einem zu wählenden Kanal aus erreichbar sein. In diesem Fall sind alle Steine durch Hin- und Herhebeln und Vor- und Zurückschieben allein mit dem starren Gerät zu entfernen

und dann das Pyeloskop auf den Nierenbeckenstein zugeschoben. Wenn der Kelchstein in einer oberen Kelchgruppe liegt, muß der Kanal ebenfalls über die untere Kelchgruppe eintreten, damit er möglichst gestreckt bis zur oberen Kelchgruppe verläuft (Abb. 36).

4. Multiple Kelchsteine

Bei multiplen Steinen muß man versuchen, den Kanal so zu legen, daß möglichst viele Steine auf dieser Linie liegen. Dann kann man durch leichtes Hebeln den größten Teil der Steine mit dem starren Pyeloskop und weitere durch den Einsatz des flexiblen Fiberskops von diesem einen Kanal her entfernen (Abb. 37).

Abb. 37. Cystinsteine im unteren und oberen Nierenpol. Legen des Kanals in die untere Kelchgruppe. Durch Kippen der Niere um die sagittale Achse ließ sich auch die obere Kelchgruppe mit dem starren Pyeloskop erreichen

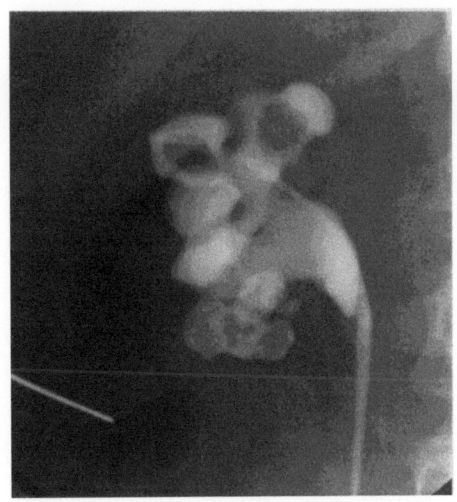

5. Ausgußsteine

Auch bei Ausgußsteinen wird man einen Kanal grundsätzlich so wählen, daß möglichst viel Steinmaterial bereits durch ihn zerstört werden kann. Wenn außerdem viele isolierte Kelche betroffen sind, wird es sich im allgemeinen nicht umgehen lassen, ein oder zwei weitere Kanäle zu legen oder möglicherweise von diesen mit dem Operationsgerät in einen Nachbarkelch zu perforieren. Für den ersten Kanal wird man jedoch in der Regel den unteren Pol wählen, um über diesen die Hauptmasse des Steines zu entfernen. Dieser Kanal bleibt bis zum Abschluß der Steinoperation, auch wenn diese in mehreren Sitzungen erfolgt, offen, da sich, wie schon erwähnt, hier immer wieder restliche Steinfragmente sammeln.

I. Dilatieren des Punktionskanals

1. Normale anatomische Verhältnisse

Nachdem die Punktionsnadel den gewünschten Kelch erreicht hat, wird durch sie ein flexibler Führungsdraht (Seldinger) oder ein halbsteifer Führungsdraht (Lunderquist) bis weit in das Nierenbecken geschoben (Abb. 38). Die nun folgende Dilatation des Kanals wird wesentlich erleichtert, wenn die Muskulatur bis zur Niere hin mit dem geführten Doppelmesser aufgeschnitten wird (siehe Abb. 26). Dazu wird vorher mit der Ultraschallsonde der Abstand zwischen Haut und Nierenoberfläche gemessen und dieser Wert mit der Distanzscheibe eingestellt. Will man, insbesondere bei hartem Narbengewebe, den Kanal sogar weiter als die vorgesehenen 10 mm schneiden, dreht man die Doppelklinge in der Tiefe um 90° und zieht sie so wieder heraus. Jetzt wird der zentrale Leitspieß des Teleskopbougiesets oder, wenn Teflondilatatoren verwendet werden, ein dünner Dilatator vorgeschoben. Da die Dilatation in nur einer Ebene vor sich geht, kann ein weicher Seldinger-Führungsdraht leicht in der zweiten Ebene abknicken oder sogar durch den Führungsspieß bzw. das erste Bougie aus der Niere herausgezogen werden. Der gut laufende Draht läßt sich mit kurzen, schnellen Bewegungen leicht im zentralen Kanal hin und herschieben. Der drohende Knick kündigt sich an, wenn sich der Draht nicht mehr bewegen läßt. Sollte es trotzdem dazu kommen, so muß der betroffene Drahtteil durch den Kanal herausgezogen werden. Schon wegen dieser Gefahr empfiehlt es sich, beim Benutzen von Seldinger-Drähten möglichst viel Draht in das Hohlsystem vorzuschieben.

Bei tiefstehenden Nieren oder bei dicken Patienten gelingt es gelegentlich nicht, von der Hautinzisionsstelle über den unteren Nierenpol in das Nierenbecken hinein eine gerade Linie für den Punktionskanal zu bilden. Der Draht läßt sich dann zwar in das Nierenbecken vorschieben, jedoch biegt er sich entsprechend der anatomischen Situation um. Mit dem dann nachgeschobenen zentralen Führungsspieß kann man dann, zumindest bei einer gut beweglichen, nicht

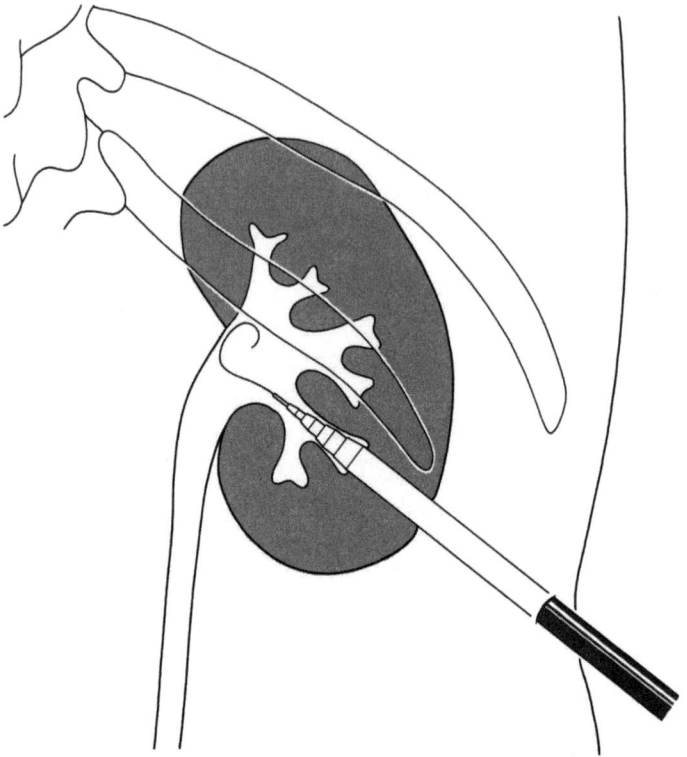

Abb. 38. Einführen des flexiblen Führungsdrahtes und Aufbougieren des perkutanen Kanals

voroperierten Niere, ein Kippen um die sagittale Achse erreichen, wenn man mit der Spitze den unteren Nierenpol anhebt und den Spieß dann in das Nierenbecken vorschiebt. So ist die Niere dann wie auf einem Spieß fixiert, und der Kanal ist gestreckt (Abb. 37).

2. Kelchzyste mit schmalem Kelchhals

Wenn der Eintritt des perkutanen Kanals über eine Kelchzyste mit einem hier befindlichen Stein erfolgt, findet man gelegentlich einen so schmalen Kelchhals, daß der Draht nicht weiter in das Nierenbecken vorgeschoben werden kann. Dann sollte man den Draht in der Zyste belassen und den Kanal nur bis hier hin aufbougieren. Will man nämlich die Passage mit dem Draht erzwingen, perforiert man den Kelch leicht und verliert den eigentlichen Kanal. Neben der via

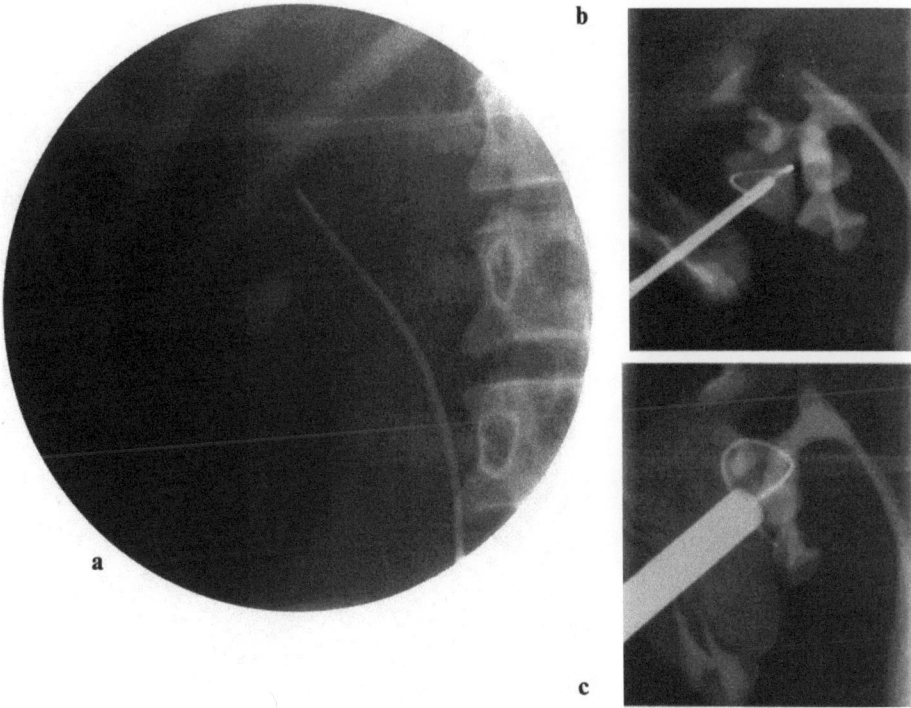

Abb. 39a–c. Punktion eines zystisch aufgeweiteten Kelches mit Kelchhalsstenose: **a** Zwei Steine im lateralen Kelch. **b** Punktion und Dilatation. **c** Einführen des Pyeloskops. (siehe auch Farbtafel I, A u. B)

falsa kann es dann zu schweren Blutungen kommen. Nach Beendigung der Dilatation wird über den 21-Charr. Dilatationsstab der Außenschaft des Pyeloskops geschoben. Die Optik wird eingesetzt und der Kelchhals unter Sicht leicht gefunden. Ist er sehr eng, kann man ihn gleich mit einem Diathermiemesser aufschneiden (in Nierenlängsrichtung) und das Gerät direkt in das Nierenbecken vorschieben. Ist er nicht sehr eng, kann der Draht unter Sicht am Stein vorbei geschoben, das Pyeloskop entfernt und die Bougierung in üblicher Weise fortgesetzt werden (Abb. 39a–c; Farbtafel I, A u. B).

3. Ausgußsteine und Nieren bei akuter Pyelonephritis

Ausgußsteine sollten vor Beginn der Behandlung ein bis zwei Wochen antibiotisch behandelt werden. Beim Dilatieren des Kanals kommt

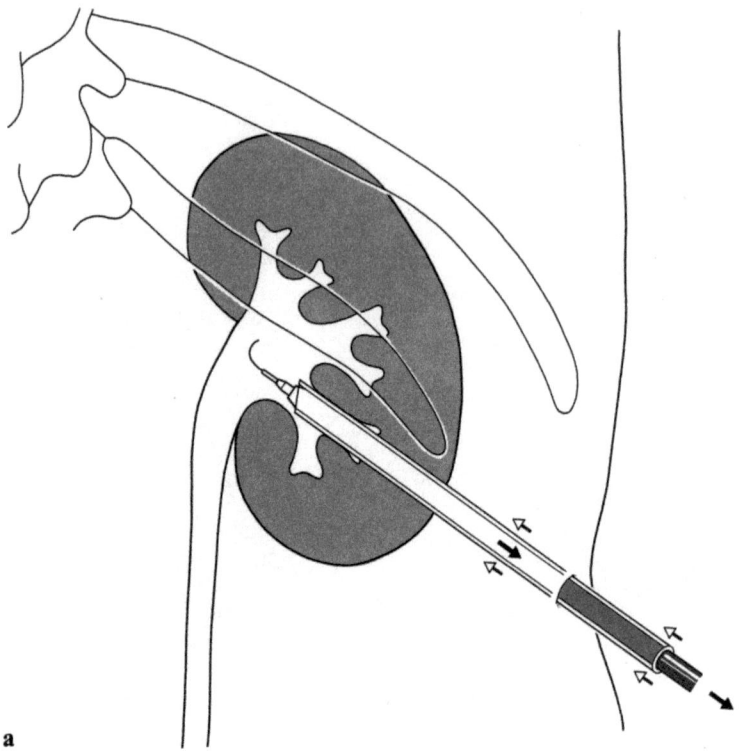

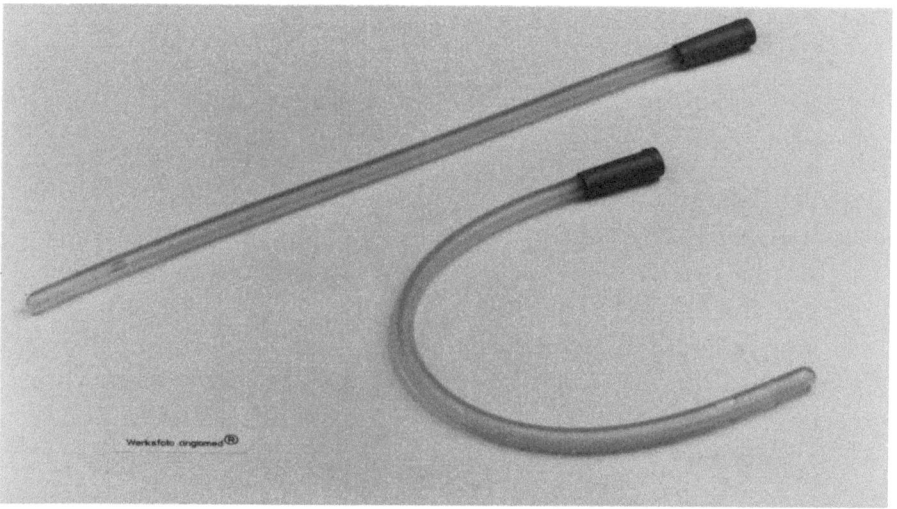

Abb. 40. a Nach Entfernen einiger Dilatationsstäbe wird ein gleichstarker Nephrostomiekatheter eingeführt. Dazu wird dieser auf einen entfernten Dilatationsstab aufgefädelt, um ihn so zu versteifen und im Röntgenbild sichtbar zu machen. **b** Als Nephrostomiekatheter dienen normale Nelatonkatheter aus PVC

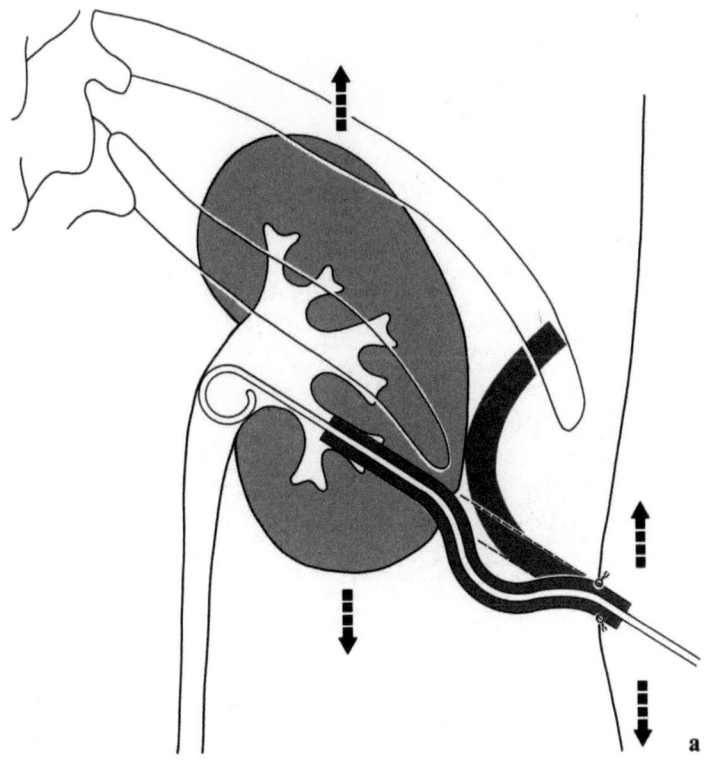
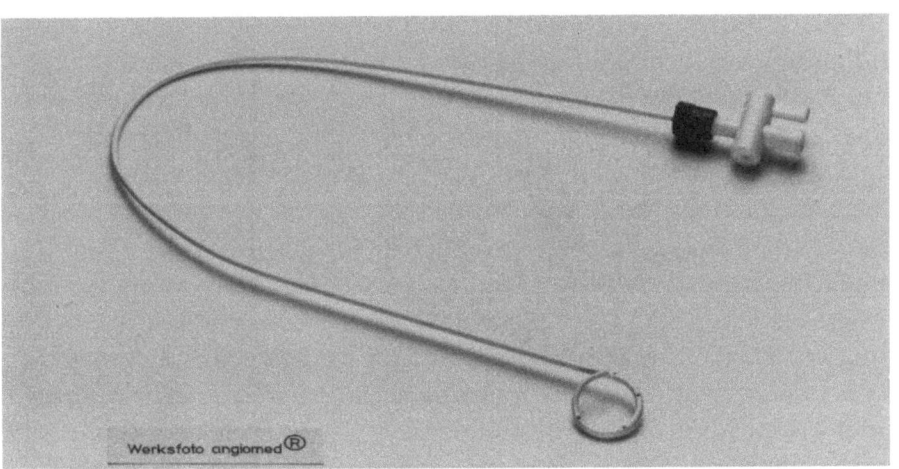

Abb. 41. a Der Nephrostomiekatheter wird durch einen freigleitenden Pigtail-Katheter gegen Herausrutschen bei starker Beweglichkeit der Niere gesichert, indem er bei Bedarf für eine teleskopartige Verlängerung sorgt. **b** Beim Einsatz eines Pigtail-Katheters in den Nephrostomiekatheter wird das Ventil am Ende abgeschnitten und das Ende in die Ableitung des Drainagebeutels mit hineingesteckt. Es darf nicht angenäht werden

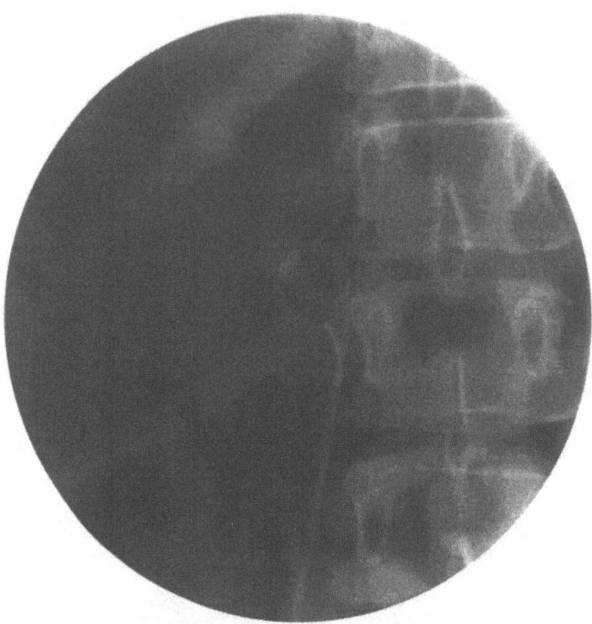

Abb. 42. Der Nephrostomiekatheter ist durch einen eingeschobenen Pigtailkatheter gesichert

es aber unter Umständen durch das Vorschieben des Nephrostomiekatheters zwischen Stein und Nierenbeckenwand zu einer nicht vermeidbaren Läsion der Schleimhaut. Das ruft dann, wie auch bei akut entzündeten Nieren, durch Einpressen von pyrogenen Substanzen Schüttelfrost und Fieber hervor. Es empfiehlt sich, auch hier ein Diuretikum zu geben. Besonders bei infizierten Nierenhohlsystemen kommt es leicht zu Perforationen aufgrund der Schädigung der Nierenbeckenwand.

Das Dilatieren des Punktionskanals wird, wenn nicht direkt weiter operiert werden soll, abgeschlossen mit dem Einlegen eines Nephrostomiekatheters (Abb. 40a). Je nach Gerät, das später zur Steinoperation verwendet wird, wird man einen 24 Charr. oder 26 Charr. messenden Nephrostomiekatheter einlegen. Dieses gelingt besonders leicht, wenn der Katheter auf die Länge eines Dilatationsstabes (beim Verwenden der Teleskopbougies) zurechtgeschnitten wird, ein passender in den Nephrostomiekatheter gesteckt und dann unter Durchleuchtung eingeführt wird. Auf diese Weise wird der PVC-Katheter für das Einführen in den Kanal steif gemacht und ist zugleich sichtbar. Benutzt man Teflondilatatoren, gelingt das Einführen des Nephrostomiekatheters leichter, wenn in die Spitze des vorne geschlossenen Nelatonkatheters mit einer glühenden Kanüle ein Loch zum Auffädeln des Führungsdrahtes gebrannt wird. So läßt sich der Katheter unter drehenden Bewegungen sicher in das Nierenhohlsystem einführen.

Nephrostomiekatheter zum Offenhalten eines Kanals sollten aus einem körper*un*freundlichen Material wie PVC oder Gummi bestehen. Diese Materialien bewirken durch eine heftige Abwehrreaktion schnell das Entstehen eines stabilen perkutanen Kanals. Körperfreundliche Materialien wie Silikon oder Polyurethan sind daher für diesen Zweck nicht geeignet und sollten nur dann Verwendung finden, wenn nur in einer Sitzung operiert werden soll (Abb. 40b).

Ein Problem ist die Fixierung von Nephrostomiekathetern, besonders bei adipösen Patienten. Durch die Bewegung der Niere beim Atmen und die Beweglichkeit der Haut rutscht die Spitze des an der Haut angenähten Katheters leicht heraus. Die Fixierung in der Niere gelingt recht gut, wenn ein Pigtail-Katheter durch den Nephrostomiekatheter in das Nierenhohlsystem eingelegt wird, dessen anderes abgeschnittenes Ende freigleitend im Nephrostomiekatheter steckt. So bewirkt der Pigtail-Katheter einerseits eine gewisse Versteifung des Nephrostomiekatheters und andererseits eine bei Bedarf teleskopartige Verlängerung des Katheters. Selbst wenn die Nephrostomiekatheterspitze die Niere ganz verlassen sollte, wird man über den Pigtail-Katheter den Weg leicht wiederfinden (Abb. 41a, b; 42).

K. Steinoperation

Die perkutane Steinoperation läßt sich sowohl in einer Sitzung wie auch in mehreren Sitzungen durchführen.

1. Einzeitige Operation

Das Verfahren in einer Sitzung bedeutet, daß nach Punktion der Niere die Aufbougierung des Kanals angeschlossen und dann direkt der Schaft des Pyeloskops zur Steinoperation in die Niere eingebracht wird (Abb. 43). Dieses Verfahren hat den großen Vorteil, daß der Patient nur einen operativen Eingriff erlebt und relativ schnell wieder entlassen werden kann. Der Nachteil ist der, daß die Operation unter Umständen sehr lange dauern kann, daß es Probleme gibt mit frisch koaguliertem Blut, das aufgrund der vorangegangenen Bougierung und Punktion in der Niere herumliegt und die Sicht behindert, und daß ohne Einlegen von Sicherheitsführungsdrähten es unmöglich ist, den perkutanen Kanal mit dem Pyeloskop zu verlassen, um z.B. große Fragmente, die dem Durchmesser des Kanals entsprechen, in einem Stück herauszuziehen. Will man es dennoch tun, ist der zeitliche Aufwand, immer wieder einen neuen Führungsdraht einzulegen, relativ groß. Wenn dann zusätzlich ein großes Fragment aus dem Körbchen in den nicht stabilen Kanal ausrutscht, verschwindet der Stein in's Fettgewebe und wird nicht wiedergefunden. Dort kann dieser Stein natürlich liegen bleiben und wird in der Regel keinen Schaden machen. Jedoch stört er später ganz erheblich die „Röntgenkosmetik".

Das Einlegen eines Sicherheitsdrahtes erfolgt entweder über den zum Teleskopbougieset passenden Spezialdilatator (Abb. 25b) oder folgendermaßen: Nach Einführen des Pyeloskop-Außenschaftes und Entfernen der Bogies werden zwei (oder mehr) Seldinger-Drähte durch den leeren Schaft in die Niere gesteckt. Der Schaft wird dann entfernt und nach Einsetzen des Füllstabes durch dessen zentrale Bohrung ein Draht gefädelt. Dann läßt sich der Schaft wieder problemlos in die Niere einführen (Abb. 44a, b).

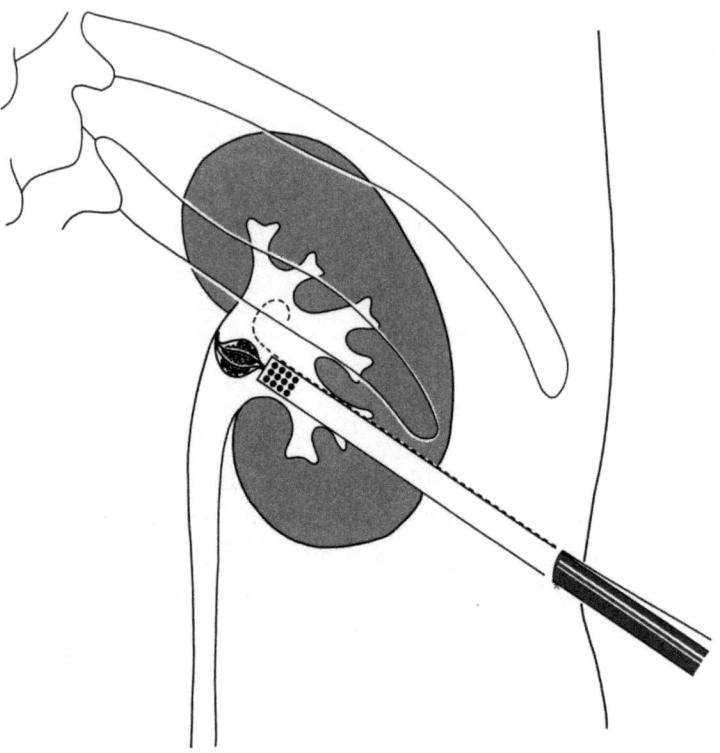

Abb. 43. Will man bei frischem Kanal Steine in toto mit dem Gerät durch den Kanal ziehen, muß vorher ein Führungsdraht parallel zum Pyeloskop gelegt werden, damit man den Weg zurück in die Niere finden kann

Sozusagen einen stabilen Kanal auf Zeit stellt der Amplatz-Schaft dar. Dieser wird über einen Dilatationsstab eingeschoben und als Kanal zwischen Haut und Nierenbecken belassen (Abb. 45). Durch ihn ist dann das Pyeloskop bewegbar. Der Nachteil ist aber, daß der Schaft nicht dehnbar ist, z.B. für die Extraktion von Steinen, die größer als er selbst sind. Außerdem muß der Kanal gegenüber der sonst notwendigen Weite um 2 bis 3 Charr. mehr aufgedehnt werden, was wiederum Untergang von Nierengewebe bedeutet. 30 Charr. sind dann schnell erreicht. Meines Erachtens benutzt man dann besser gleich dickere Geräte mit allen Vorteilen der besseren Optik und Instrumentierbarkeit.

Einzeitige Operation

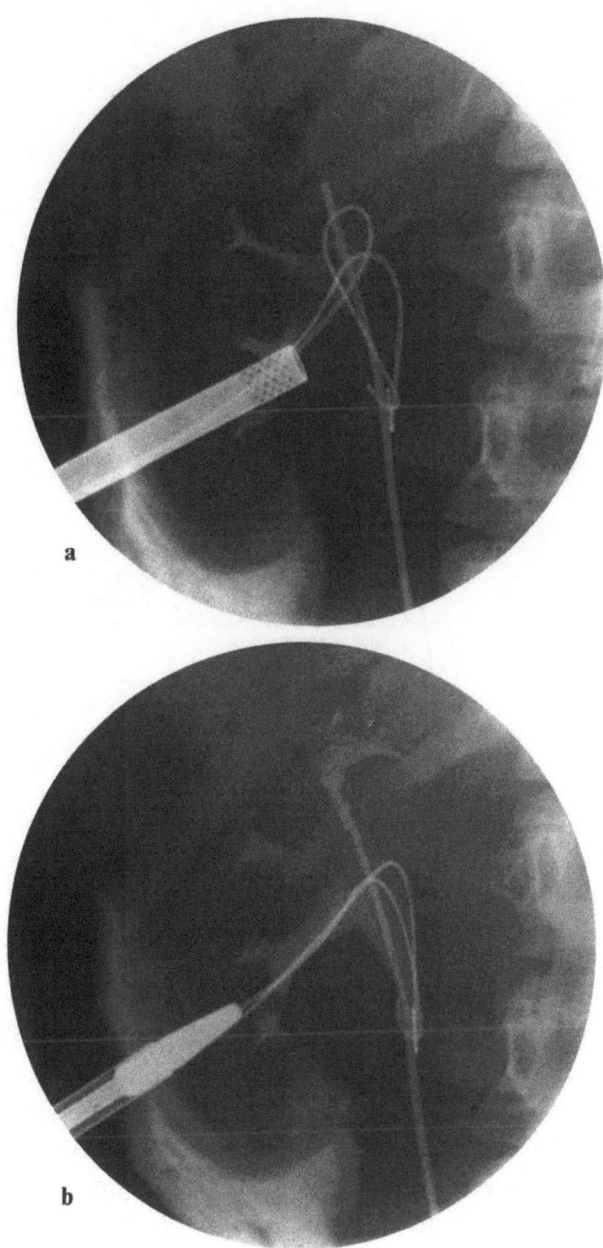

Abb. 44a, b. Das Einlegen eines Sicherheitsdrahtes in einen frischen Kanal parallel zum Pyeloskop geschieht durch Einschieben zweier Drähte durch den leeren Außenschaft und Eingehen mit dem Außenschaft über einen der beiden Drähte unter Leitung durch den zentral durchbohrten Füllstab

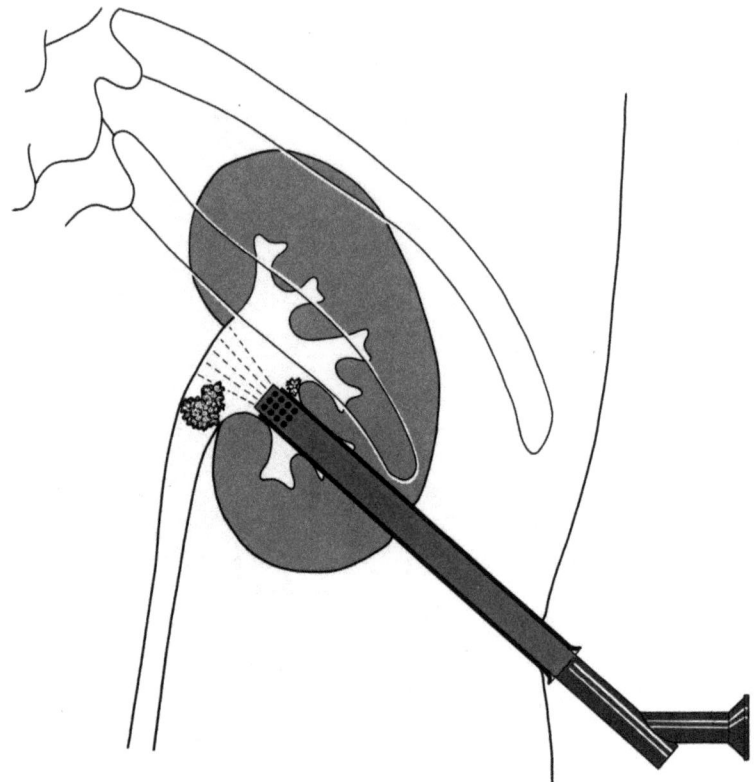

Abb. 45. Der Amplatz-Schaft ist ein „stabiler Kanal" für die Operationszeit. Leicht verbergen sich kleine Steinreste unter dem Schaft

2. Operation bei vorhandenem Kanal

Die mehrzeitige Operation, also die Steinoperation bei vorhandenem, stabil granuliertem Kanal bedeutet, daß die Niere über den Kanal mit dem Pyeloskop beliebig oft ohne Sicherheitsdraht verlassen werden kann. Schon nach 3 bis 4 Tagen ist der perkutane Kanal so fest, daß er von selbst aufsteht. Besonders bei voroperierten Nieren mit narbiger Adhärenz an der seitlichen Bauchwand besteht bis in die Niere hinein ein weitgehend analgetischer, stabiler Kanal, der sogar schon nach 2 Tagen benutzt werden kann. Der Kanal ist im allgemeinen blutfrei. Sollten Blutkoagel in der Niere liegen, sind diese so fest, daß sie mit einem Zängchen im ganzen Stück herausgezogen werden können. Genauso werden große Steinfragmente oder ganze Steine durch den Kanal herausgezogen (Abb. 46). Ein Stein darf durchaus geringfügig stärker sein als der Kanal, weil dieser dehnbar ist, besonders, wenn die Fascia lumbodorsalis mit dem geführten

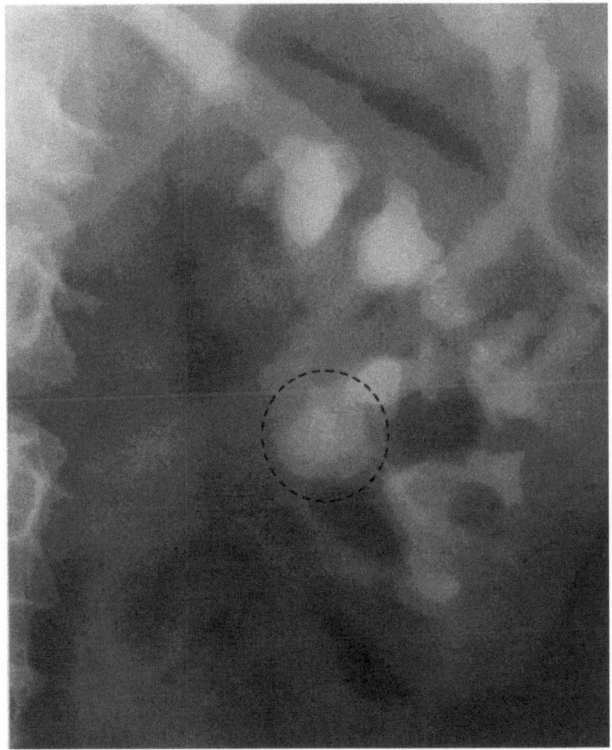

Abb. 46. Ein etwa 4 Tage alter, gut granulierter perkutaner Kanal weist eine ausreichende Stabilität und Elastizität auf, auch große Steine herauszuziehen, wie hier einen 17 × 16 × 11 mm messenden Stein, der durch den 8 mm Kanal herausgezogen wurde unter zusätzlicher Einkerbung der Haut

Doppelmesser vorher kreuzweise eingekerbt worden ist. Die eigentliche Steinoperation läuft ohnehin schneller ab, weil eben Sicherheitsmaßnahmen, wie zusätzliche Drähte, nicht nötig sind, um den Kanal anschließend wieder zu finden. Ein wirklicher Nachteil entsteht für den Patienten eigentlich nicht, da sowohl das Aufbougieren, wie auch das Steinoperieren allein in Lokalanästhesie erfolgen kann. Ausgußsteine wird man nur über stabile, alte Kanäle operieren, da es unerläßlich ist, mal in den einen, mal in den anderen Kanal mit dem Pyeloskop zu fahren. Ein weiterer Gesichtspunkt, der für die bevorzugte Anwendung des mehrzeitigen Verfahrens der perkutanen Steinoperation spricht, ist die bessere Möglichkeit der Organisation des Operations-Programms. Die Punktion und Dilatation läßt sich in der Regel schnell durchführen, besonders, wenn man geübt ist, so daß man von einem Arbeitsaufwand von 15 bis 30 Minuten sprechen kann.

Solche Zeiten sind in mittelgroßen urologischen Abteilungen bequem parallel zu anderen Operationen organisierbar. Die Zeit für die eigentliche Steinentfernung ist dann von der Größe des Steines und der Lage des Kanals her viel besser kalkulierbar.

Die einzeitige Steinoperation, aber ohne Amplatz-Schaft und ohne Sicherheitsdrähte, bietet sich für die Operation kleiner Nierenbecken- und hoher Harnleitersteine an, insbesondere von Steinen, die direkt durch den Schaft entfernt werden können. Sie ist nicht ratsam bei gestauten, pyelonephritischen oder pyonephrotischen Nieren, da es zu erheblichem pyelorenalem Reflux mit nachfolgendem Schüttelfrost und Fieber kommen kann. In solch einem Fall muß auf jeden Fall die Punktion und Dilatation vorausgehen. Nach Entlastung der Stauung und Antibiotikabehandlung muß die Fieberfreiheit für mehrere Tage erreicht sein, bevor die eigentliche Steinentfernung vorgenommen werden darf.

a) Kleiner Nierenbeckenstein

Die Operation eines kleinen Nierenbeckensteines von nicht mehr als Haselnußgröße ist die ideale Operation für den Anfänger. Nach Aufbougieren und Granulierenlassen eines Kanals gelingt es dann in der zweiten Sitzung ohne Schwierigkeiten, mit dem Pyeloskop auf den Stein zuzufahren und diesen mit einem Körbchen zu fassen. Das Körbchen wird zugezogen und mitsamt dem Pyeloskop extrahiert. Nach Einlegen eines Nephrostomiekatheters ist dann der Eingriff bereits beendet.

Die Anwendung von Dormia-Körbchen im Nierenhohlsystem kann nur bedingt empfohlen werden. Diese Körbchen haben eine lange, harte Lötspitze, die verhindert, daß es mit seinen Drähten direkt dem Nierenbecken aufliegt. So hat man immer wieder Schwierigkeiten, den Stein damit zu fangen. Leicht kommt es durch die harte Spitze zu einer Perforation des Nierenbeckens. Die weichen Körbchen, wie sie für flexible Endoskope angewendet werden, sind geeigneter. Sie haben zwar auch eine Lötspitze, jedoch bestehen die Drähte aus weichem, geflochtenem Draht und legen sich auf geringen Druck hin bereits um.

b) Hoher Harnleiterstein

Auf die Wichtigkeit des richtig gelegten perkutanen Kanals, besonders beim hohen Harnleiterstein, ist bereits hingewiesen worden.

Nach Einführen des Pyeloskops in den Harnleiterabgang kann man den Stein oft schon herausragen sehen. Er wird dann mit der Zange gefaßt und vorsichtig und langsam herausgezogen. Wenn der Eingriff so abläuft, ist er ebenso schnell erledigt, wie die Operation des Nierenbeckensteins. Gelegentlich jedoch ist es so, daß der Stein bereits lange dort liegt und eingeklemmt ist und es Schwierigkeiten macht, ihn mit einer Zange zu fassen. Man muß sich davor hüten, den Stein mit der Zange weiter in den Harnleiter hinunterzustoßen, was leicht bei einer unkontrollierten Bewegung passiert. Es ist gefährlich, neben dem hohen Harnleiterstein ein Dormia-Körbchen oder ein flexibles Körbchen einzuführen, da man mit diesen den Harnleiter bei lange liegenden Steinen außerordentlich leicht perforieren kann. Es ist aber empfehlenswert, vor der Operation einen Ureterenkatheter retrograd einzuführen und zu versuchen, den Stein in das Nierenbecken vorzustoßen, wo er dann leicht zu entfernen ist. Sollte der Stein am Ort bleiben und nur die Ureterenkatheterspitze in das Nierenbecken ragen, kann bei einem Fehlschlagen der Steinextraktion eine Schlinge an das andere Katheterende gebunden und der Katheter mitsamt der Schlinge retrograd hochgezogen werden. So wird man manchen hohen Harnleiterstein entfernen können.

Die Operation des hohen Harnleitersteines kann wesentlich schwieriger sein als die Operation eines Nierenbeckensteines. Gerade hier sollte deshalb mit äußerster Sorgfalt vorgegangen werden. Grundsätzlich kann man aber davon ausgehen, daß man Erfolg haben wird bei allen hohen Harnleitersteinen, die man auch sehen kann. Das gilt auch für dilatierte Harnleiter, in die man manchmal mit dem flexiblen Endoskop weit hineinfahren kann (Abb. 47a, b).

c) Großer Nierenbeckenstein

Ein Nierenbeckenstein, der zu groß ist, um ihn in einem Stück durch den Kanal zu ziehen, kann auf verschiedene Weise zerlegt werden. Von einem vielleicht kirschgroßen Stein kann man mit dem Punchgerät einige Teile abbrechen und ihn dann direkt extrahieren. Gelingt dieses, so ist die Operation ebenfalls schnell erledigt. Die Ultraschallzerstörung von Nierenbeckensteinen gelingt in der Regel ebenfalls, doch kann sie bei harten Steinen sehr zeitraubend sein. Die Ultraschallanwendung ist eine ungefährliche Methode. Nach den bisherigen Erfahrungen ist die Schädigung der Nierenbeckenwand gering. Die größere Gefahr liegt im Einklemmen oder Stoßen mit Perforieren des Steines durch die Sonde selbst.

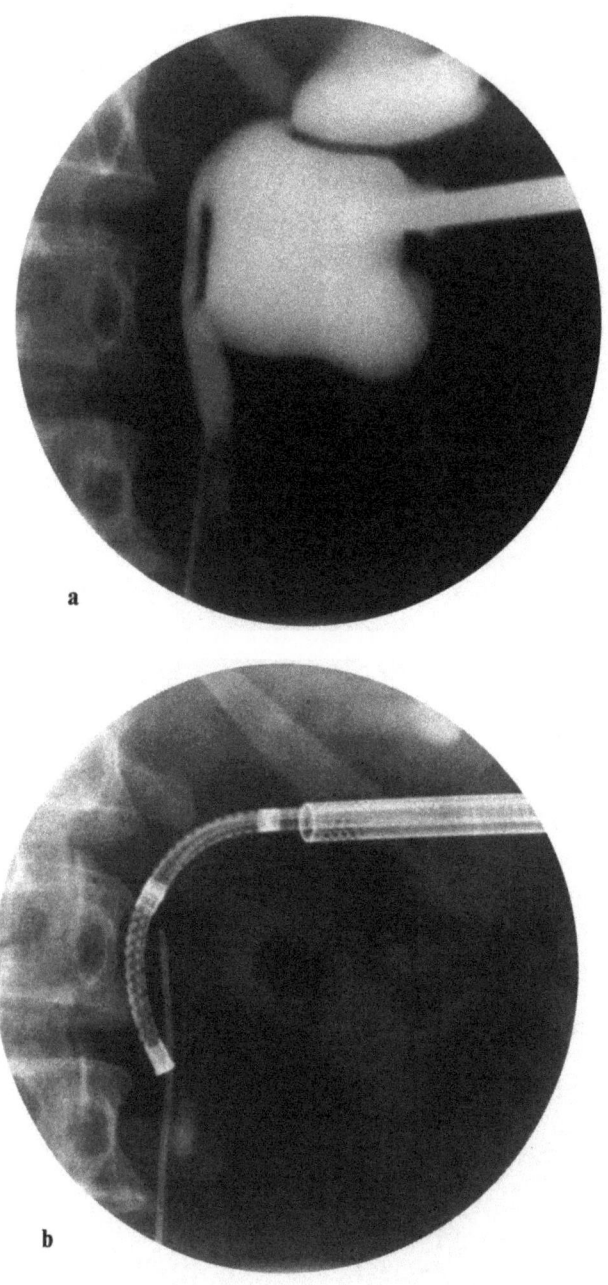

Abb. 47 a, b. Großer hoher Harnleiterstein, weitgehend symptomlos, in dieser Position seit 6 Monaten, war nicht extrahierbar. Zerstörung durch elektrohydraulische Stoßwellen mittels 4 Charr.-Sonde im Fiberskop. (siehe auch Farbtafel III, N)

Die elektrohydraulische Steinzerstörung ist eine sehr wirksame und schnelle Methode. Sie ist auch eine sichere Methode, solange wir dieselben Kriterien, wie wir sie aus der Verwendung in der Blase kennen, beherzigen: Es muß immer unter Sicht gearbeitet werden, die ständig fließende Wassermenge um den Stein herum muß groß genug sein, um die Stoßwellen aufzufangen und die Energie zu absorbieren. Man muß sich vorsehen, die Sondenspitze in zu nahen Kontakt zur Nierenbeckenwand zu bringen.

Ein großer Nierenbeckenstein läßt sich mit der elektrohydraulischen Sonde im allgemeinen in passende Fragmente zerlegen, die dann einzeln herausgezogen werden. Kleiner Steingrieß wird zusätzlich abgesaugt (siehe Seite 61 unter Ausgußsteine). Grundsätzlich sollte bei der Operation von Nierenbeckensteinen, die eine Zerstörung des Steines notwendig machen, ein Ballonkatheter oder ein dicker Ureterenkatheter in den Harnleiterabgang gelegt werden, um zu verhindern, daß Steinfragmente den Harnleiter hinunterrutschen und ihn verstopfen (Abb. 48 a–d).

d) Kelchsteine

Kelchsteine lassen sich leicht herausziehen, wenn der Kanal durch den entsprechenden Kelch auf das Nierenbecken zu gelegt worden ist. Kelchsteine in anderen Teilen der Niere werden unter Verwendung der flexiblen Fiberoptik extrahiert. Die Taktik ist hier, aus einem Kelchstein einen Nierenbeckenstein zu machen. Im Nierenbecken soll dann die eigentliche Aufarbeitung des Steines vor sich gehen. Unter Einsatz der flexiblen Optik werden die verschiedenen Kelche ausgeleuchtet und mit Hilfe von Schlingen oder Körbchen hier befindliche Steine herausgewälzt. Will man Steine aus zystisch aufgeweiteten Kelchen in das Nierenbecken ziehen, kann es Schwierigkeiten geben, da die flexible Optik im allgemeinen zu dick ist, um enge Kelchhälse zu passieren. In solchen Fällen ist es am besten, den Kelchhals mit dem Diathermiemesser oder der außenschneidenden Schere in Nierenlängsrichtung (sonst Blutungsgefahr!) zu spalten und entweder die Steine herauszuspülen oder mit einem Körbchen zu holen. Zur Extraktion festsitzender Steine ist eine „aktive Schlinge" in Vorbereitung, die es ermöglicht, einen Schlingendraht aktiv zwischen Stein und Kelch zu schieben.

Gelegentlich liegt ein Stein in einem Kelch so dicht neben dem vorhandenen Kanal, daß es auch mit einer flexiblen Optik nicht möglich ist, in den betreffenden Kelch hineinzukommen. Dann kann man

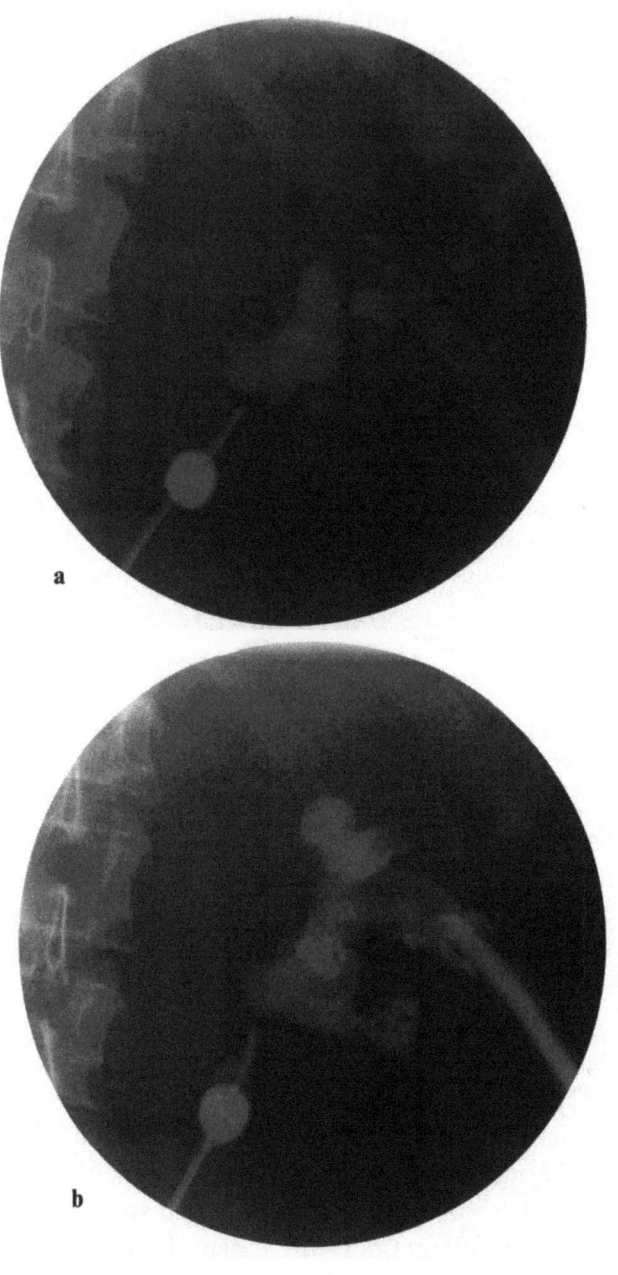

Abb. 48a–d. Der perkutane Kanal läuft auf den Stein in der mittleren Kelchgruppe zu. Nach Entfernen des Kelchsteines elektrohydraulische Zerstörung des großen Nierenbeckensteines. Blockade des Harnleiters durch Ballonkatheter

Operation bei vorhandenem Kanal

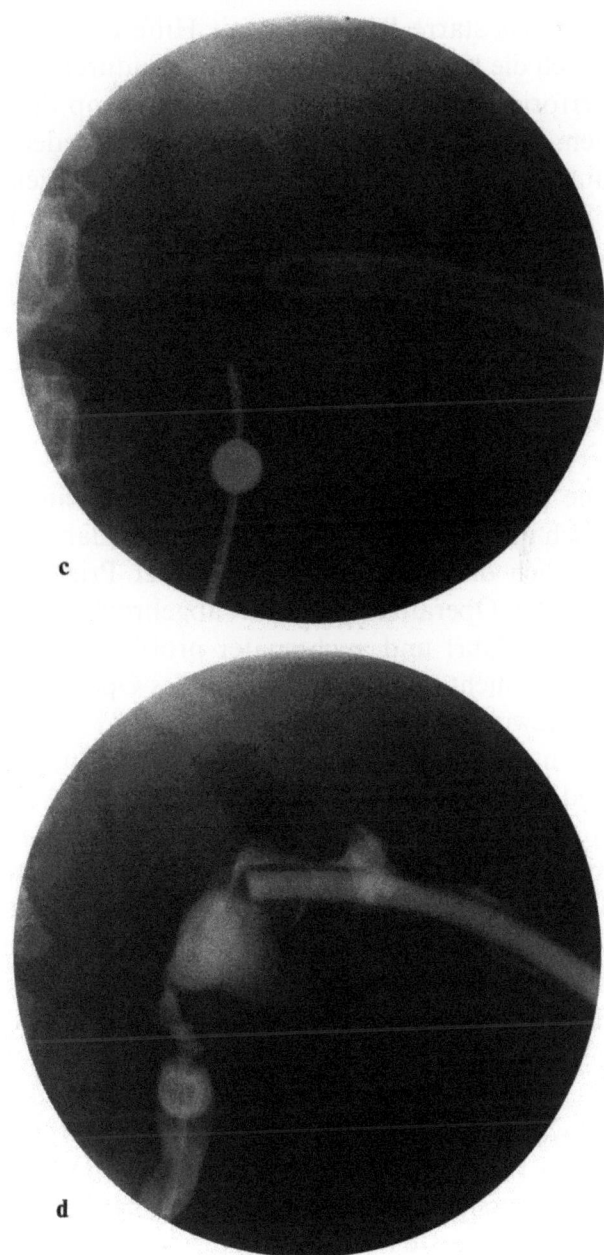

über das starre Pyeloskop mit Hilfe der außenschneidenden Schere durch die Kanal- und Kelchwand hindurch in den betreffenden Kelch perforieren und dann mit dem Pyeloskop direkt auf den Stein zugehen. Den Stein kann man dann entweder in das Nierenbecken durchstoßen oder versuchen, ihn herauszuziehen. Erstaunlicherweise blutet es bei einer derartigen Manipulation im allgemeinen wenig, vielleicht, weil das chronische Steinleiden in diesem Bereich eine stärkere Vernarbung mit Untergang von Gefäßen verursacht hat (Abb. 49–51).

3. Operation von Ausgußsteinen

Die perkutane Operation von Ausgußsteinen stellt sicher die technisch mögliche Grenze dieser Methode dar, zeigt aber auch besonders deutlich die Änderung chirurgischer Prinzipien der Steinoperation. Da die Operation jederzeit abgebrochen, in mehreren Sitzungen durchgeführt und auch später problemlos wiederholt werden kann, muß es nicht unbedingt das Ziel des Operateurs sein, die Steinfreiheit zu erzwingen. Diese Entscheidung wird relativiert und abhängig gemacht von der Indikation zur Operation, vom Zustand der Niere und vom Operationsrisiko des Patienten (Abb. 52a–d). Um ein Beispiel zu nennen, ist es m.E. falsch, eine vielfach voroperierte Einzelniere mit einem Ausgußstein und zahlreichen Steinen in Kelcheinschlüssen unbedingt steinfrei machen zu wollen, wenn der Kreatininwert stark erhöht ist, die J-Hippuran-Clearance sehr niedrig liegt und wenn der rezidivierende Infekt durch perkutane Entfernung nur des Beckenausgusses wenigstens für ein bis zwei Jahre voraussichtlich zur Infektfreiheit führt.

Obwohl die perkutane Operation von Ausgußsteinen technisch schwierig ist, ziehe ich sie der offen-chirurgischen Methode vor. Sie ist als Eingriff unterteilbar, es geht vergleichsweise viel weniger Nierenparenchym unter, und qualitativ handelt es sich um Lupenchirurgie. Besonders der letzte Punkt wird vermutlich nach einigen Jahren zeigen, daß die Steinrezidivrate wesentlich geringer ist, als bisher bei der offenen Intervention (Abb. 53a–d).

a) Zerstörung der Steine und Spül- und Absaugtechnik

Für die perkutane Entfernung von Ausgußsteinen wird man in der Regel mit einem Kanal über die untere Kelchgruppe anfangen. Von

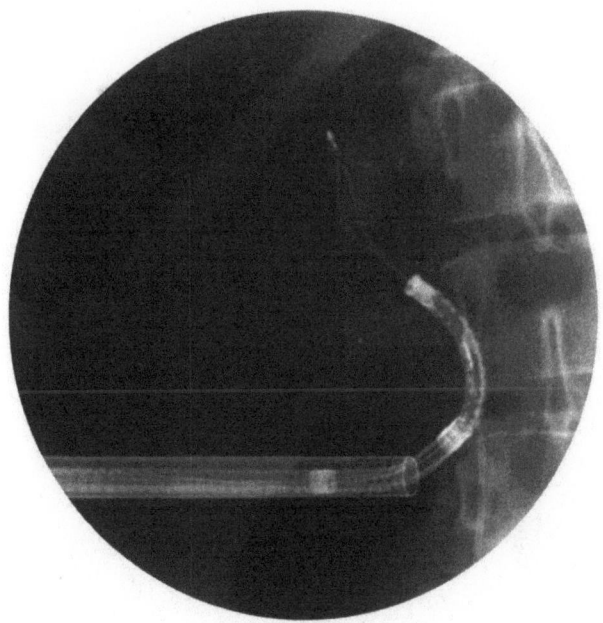

Abb. 49. Nach Extraktion eines Steines aus dem oberen Pol in das Nierenbecken wird er hier aufgearbeitet

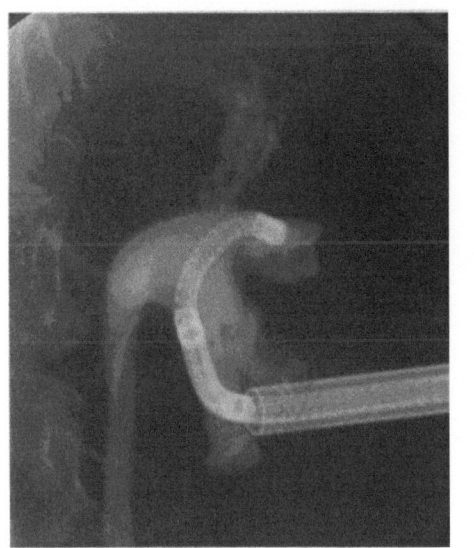 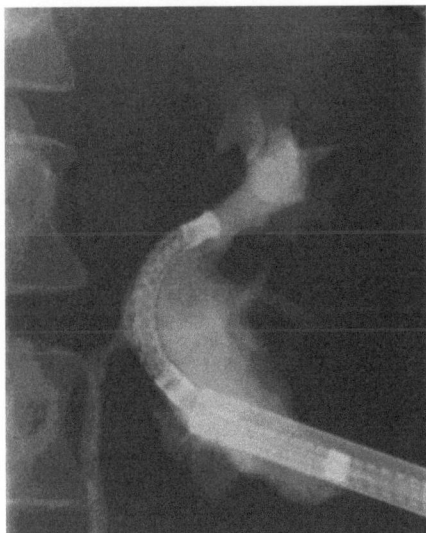

Abb. 50 **Abb. 51**

Abb. 50. Inspektion der mittleren Kelche durch das flexible Fiberskop

Abb. 51. Inspektion der oberen Kelchgruppe durch das flexible Fiberskop. Der lange Weg wird durch kontrolliertes Ausschieben der Endoskopspitze überwunden

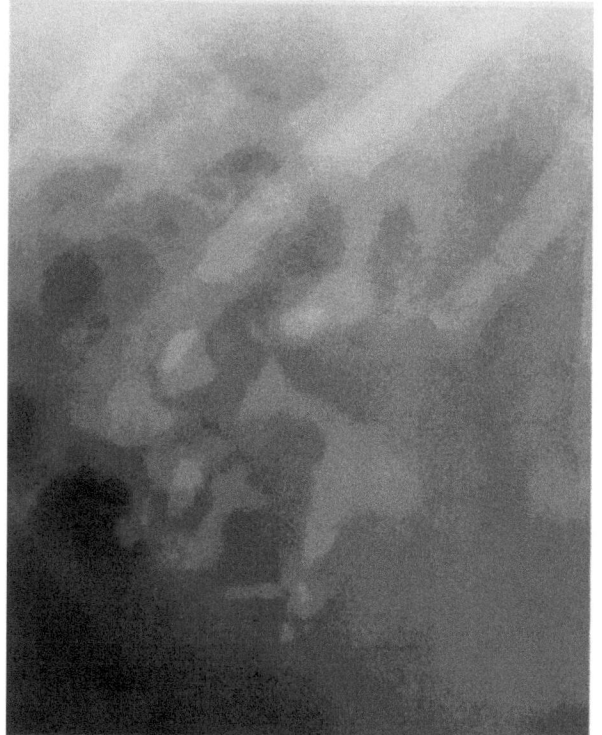

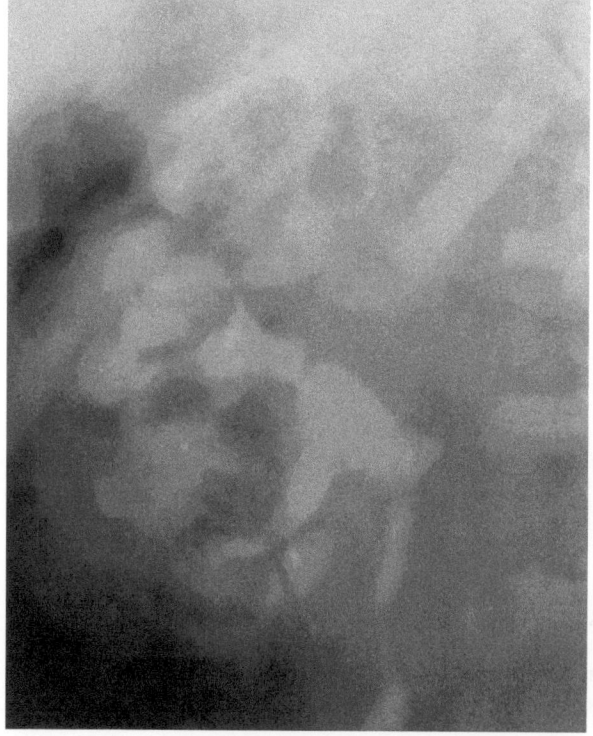

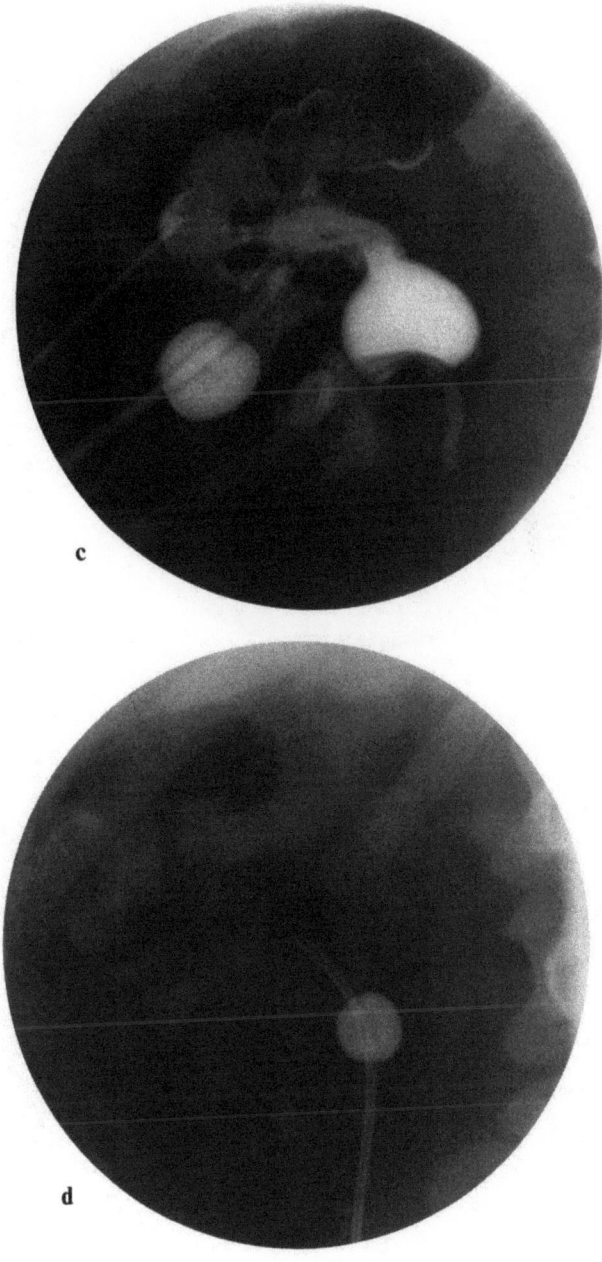

Abb. 52a–d. 53jähriger Mann, an Einzelniere 4 mal voroperiert, zuletzt vor einem Jahr. Jetzt perkutane Operation eines großen Nierenbeckensteines bei zahlreichen eingeschlossenen Kelchsteinen. Ohne Gefährdung der Niere war es nicht möglich, alle Kelchsteine zu entfernen

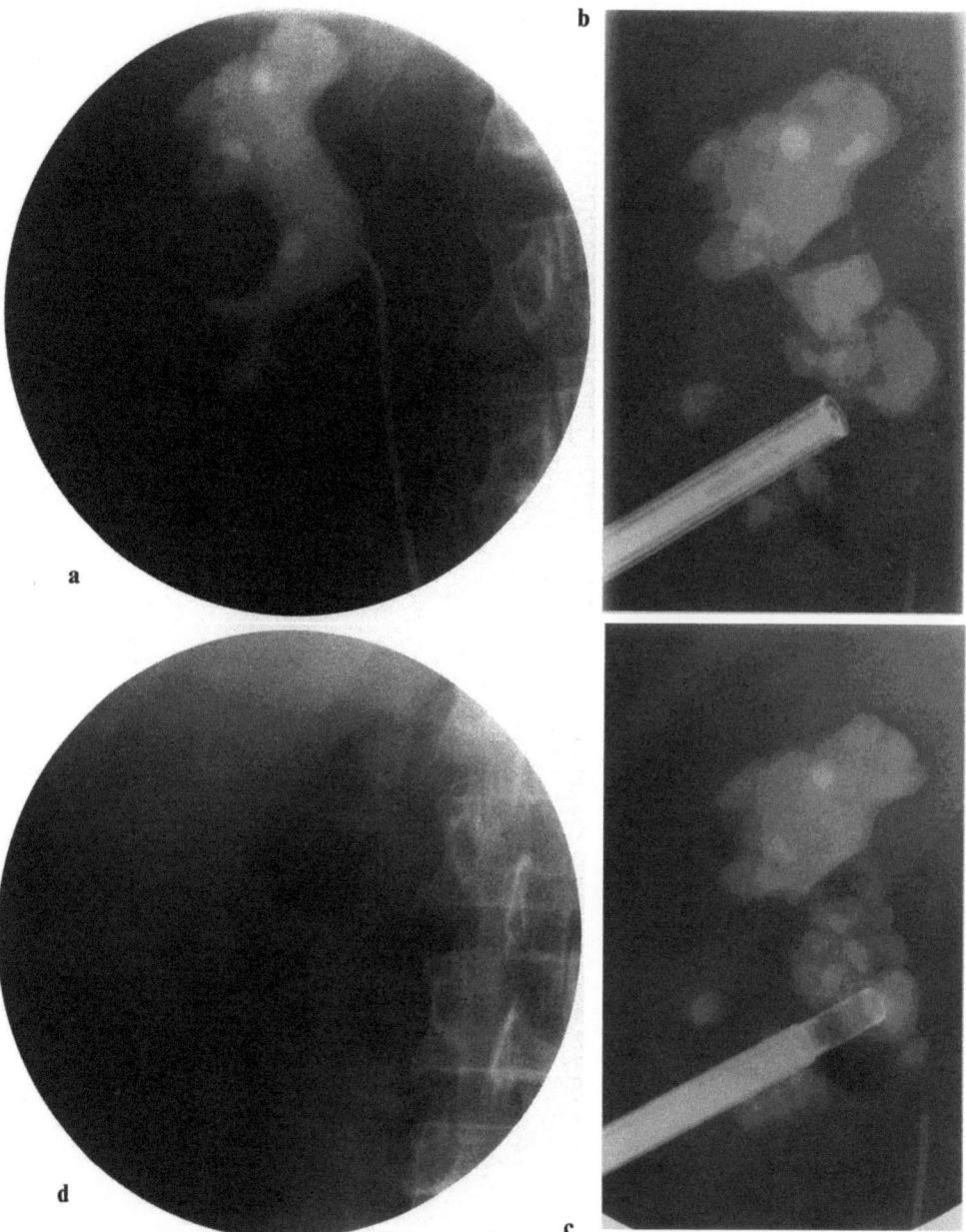

Abb. 53a–d. Dieser sehr harte verkalkte Cystinrezidivstein wurde in Lokalanästhesie in 4 Sitzungen kombiniert elektrohydraulisch und ultraschallzerstört

hier wird die Hauptmasse des Steines zerstört und ausgespült. Je nach Lage weiterer Fragmente und Kelchsteine wird man ein oder zwei weitere Kanäle über die mittlere oder obere Kelchgruppe anlegen, wobei insbesondere Kanäle des oberen Pols als gefährlich wegen der Schädigung von Nachbarorganen anzusehen sind. Das tangentiale Durchdringen des Parenchyms führt außerdem zur Verletzung von zahlreichen Gefäßen, so daß mit heftigen Blutungen zu rechnen ist.

Die eigentliche Zerstörung wird – wie besprochen – entweder mit dem Ultraschallgerät oder elektrohydraulischem Gerät vorgenommen. Große Steinfragmente werden durch den Kanal direkt herausgezogen, unter Umständen mitsamt dem Gerät. Etwas kleinere Fragmente lassen sich durch den Schaft ausspülen unter Verwendung des Spüleinsatzes anstelle der Optik. So können Steine von der Größe des Innenschaftes gewonnen werden: Über den Außenschaft wird ständig Spülwasser in die Niere laufen gelassen. Durch intermittierendes Betätigen des Trompetenventils an der Absaugung kommt es zu einer Pumpbewegung des Nierenbeckens, so daß die Steinfragmente durcheinander gewirbelt werden und sich nach dem Absaugen im Glaskolben fangen. Kleine Steinteile werden besser unter Sicht abgesaugt, indem ebenfalls die Spülung über den Außenschaft erfolgt, die Absaugung aber über den Arbeitskanal. Die Sichtqualität ist zwar relativ schlecht, reicht aber aus, um den Vorgang zu kontrollieren (Abb. 54a–c; 4a, b).

Zur Zerstörung großer Steine kann man auch elektrohydraulische Energie mit dem Einsatz der Ultraschallsonde kombinieren. Nach schneller elektrohydraulischer Zerstörung eines Steines und Ausspülen der großen Fragmente lassen sich die kleinen zugleich zerstören und wie mit einem Staubsauger absaugen.

b) Anlegen eines neuen Kanals

Um einen neuen Kanal zu schaffen, gehen wir vom Prinzip her genauso vor, wie beim Punktieren einer nicht gestauten Niere. In den bereits vorhandenen Kanal wird ein Ballonkatheter eingeführt und der Ballon leicht mit Kontrastmittel aufgeblasen, um den Kanal abzuschließen. Durch Verwenden von Kontrastmittel macht man den Ballon im Hohlsystem sichtbar. Dann wird wiederum Kontrastmittel mit Indigocarmin in das Hohlsystem infundiert, um eine leichte Aufdehnung des Hohlsystems zu erreichen. Wenn man erneut den günstig-

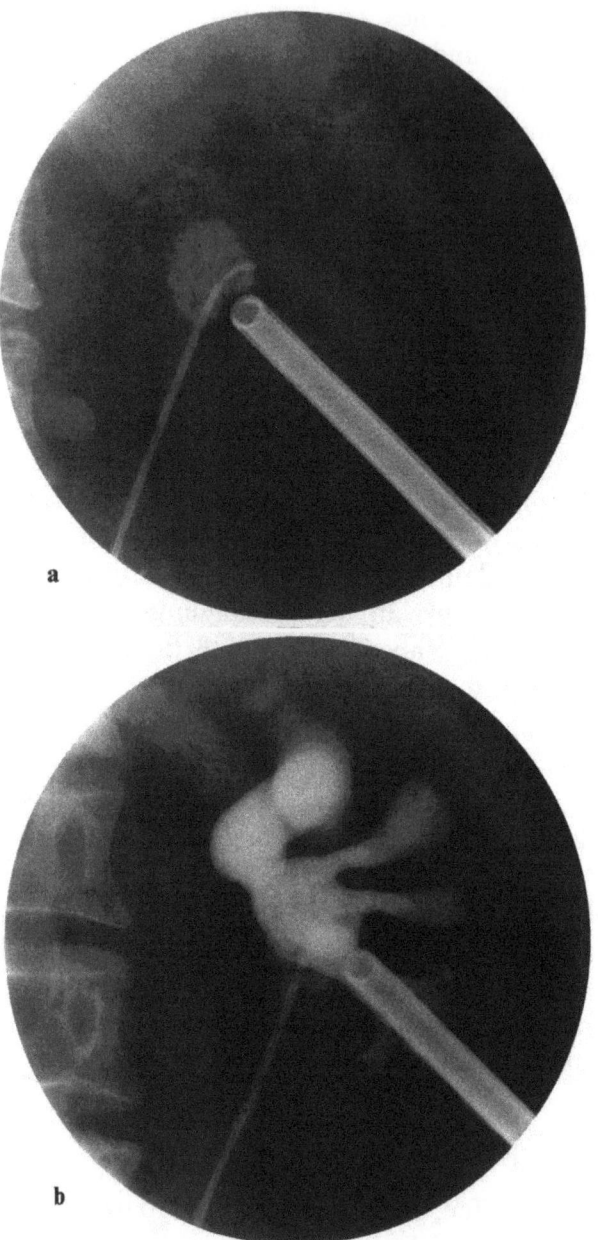

Abb. 54 a–c. Beim Umdrehen der Spülrichtung, daß heißt Spülen durch den Außenkanal und Absaugen durch den Innenkanal, kann sowohl unter Sicht wie auch blind je nach Steingröße abgesaugt werden. Die intermittierende Absaugung bewirkt eine Pumpbewegung des Nierenhohlsystems

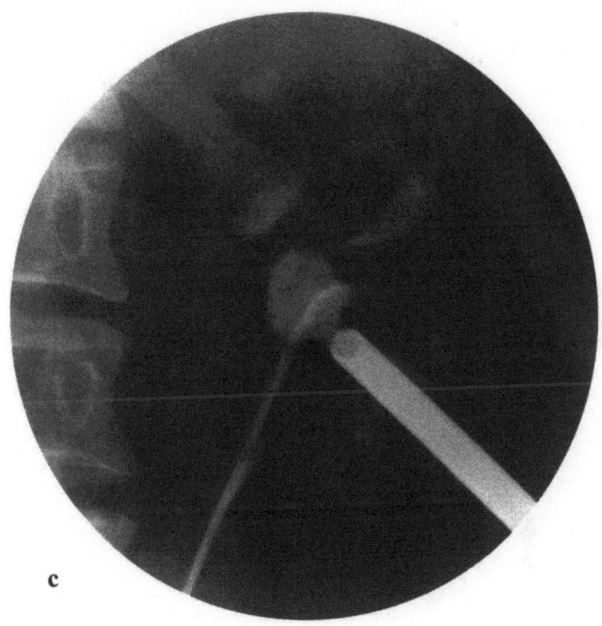

c

sten Eintritt des neuen Kanals festgelegt hat, wird punktiert und dilatiert. Die nun bestehenden Kanäle werden bis zum Ende der Steinoperation – also über mehrere Sitzungen – offen gehalten, so daß während einer Operationssitzung mehrere Kanäle gleichzeitig benutzt werden können (Abb. 55a–d).

Ist eine Steinoperation endgültig beendet, wird der Nephrostomiekatheter nur solange belassen, wie es blutet. Dann wird er sofort ganz herausgezogen. Wenn der Abfluß über den Harnleiter glatt ist, verschließt sich die Nierenfistel binnen eines Tages. Sollte eine Urinfistel länger anhalten, ist sie in der Regel Folge eines gestörten Urintransports über den Harnleiter. Die Ursache kann in Steinfragmenten im Harnleiter liegen, oder auch in einer ödematösen Verschwellung im Harnleiterverlauf. Dann sollte man für ein bis zwei Tage einen Ureterenkatheter retrograd in die Niere einführen, bis zum Verschluß der Urinfistel.

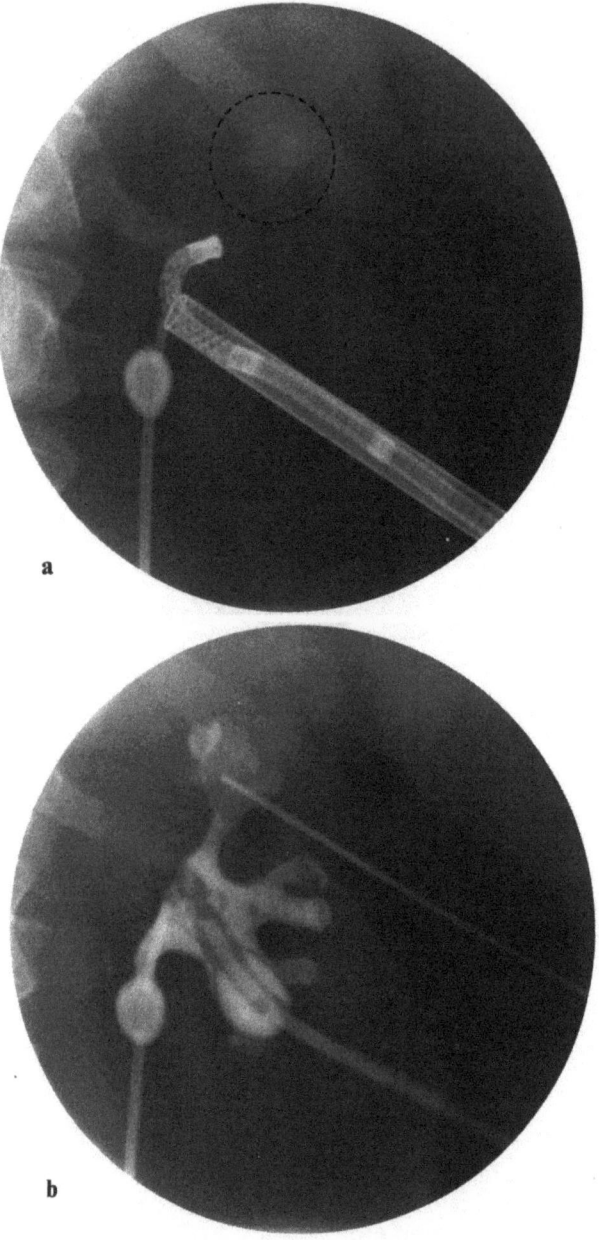

Abb. 55 a–d. Intraoperatives Anlegen eines neuen Kanals wegen eines Steines des oberen Pols: **a** Orten des Steines durch Einsetzen des flexiblen Fiberskops. **b** Blockieren des unteren Kanals durch Foley-Katheter und Punktion der oberen Kelchgruppe. **c** Vorschieben eines Seldinger-Drahtes. **d** Aufbougieren des Kanals

Operation von Ausgußsteinen

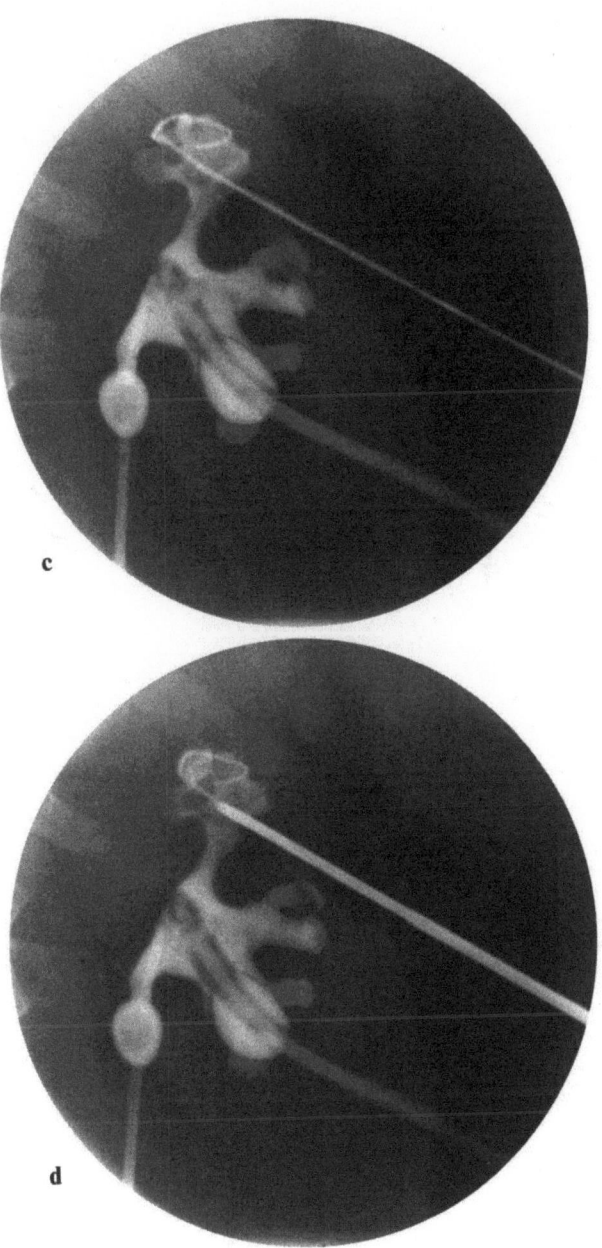

L. Komplikationen

Die häufigste Komplikation, die man beim perkutanen Arbeiten erlebt, ist die Perforation des Nierenbeckens. Sie tritt sehr häufig beim Punktieren und anschließenden Dilatieren des Kanals auf, seltener beim Steinoperieren. Sie erfordert nie eine offene Intervention, solange die anschließende Drainage des Nierenhohlsystems gut ist. Das Durchleuchtungsbild zeigt dann nach Kontrastmittelinjektion u. U. ausgedehnte Extravasate, die zum Teil pararenal liegen, überwiegend aber paraureteral den M. psoas hinunterlaufen (Abb. 56). Wenn die Punktionsnadel und später die Dilatationsstäbe sicher im Nierenhohlsystem liegen, kann man diesen Eingriff in Ruhe zu Ende führen. Bei Perforationen während der eigentlichen Steinoperation sollte man den Spüldruck so weit wie möglich senken, um einer Spülwassereinschwemmung, ähnlich einem TUR-Syndrom, vorzubeugen. Der Eingriff sollte dann möglichst schnell abgebrochen und ein Nephrostomiekatheter eingelegt werden. Nach zwei bis drei Tagen ist die Wunde in der Regel verheilt, so daß der Eingriff fortgesetzt werden kann.

Eine ernste Komplikation stellt die schwere Blutung aus der Niere dar (Abb. 57). Solche Blutungen habe ich in 4 Fällen erlebt. Sie konnten auf perkutanem Weg beherrscht werden, ohne offene Intervention. Dazu ist es notwendig, den Kanal von allen Koageln frei zu machen, um den Blutungsherd darzustellen. In der Regel handelt es sich dabei um eine große Vene, die anpunktiert und beim Aufbougieren verletzt worden ist. Ähnlich wie bei der Behandlung von blutenden Venen in der ausoperierten Prostataloge, ist mit der Kompression ein gutes Ergebnis zu erzielen. Sollte die Kompression mit einem dicken Nephrostomiekatheter nicht ausreichen, kann man auch den Ballon eines Foley-Katheters genau auf die Blutung legen. Dazu mißt man ihre Entfernung von einem bestimmten Punkt, z. B. vom medialen Rand des Nierenbeckens. Durch Aufblasen des Ballons an dieser Stelle erzielt man dann eine Kompression der Vene. Schwere arterielle Blutungen, die eine besondere Therapie notwendig gemacht hätten, kommen selten vor.

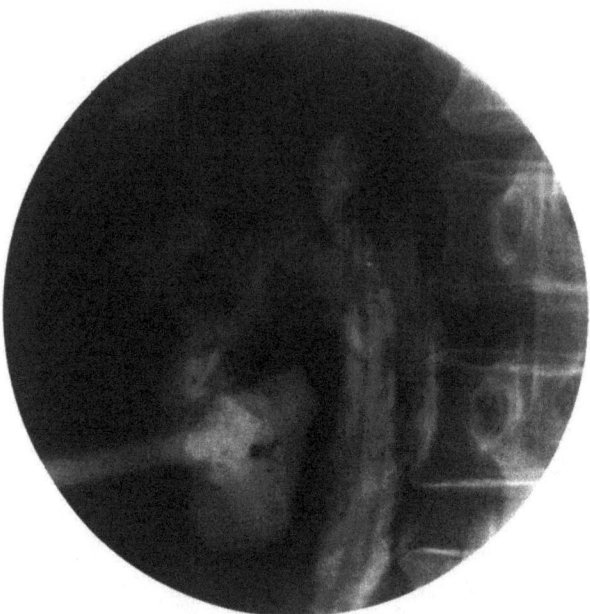

Abb. 56. Ausgedehntes parapelvines und paraureterales Extravasat nach Perforation des Nierenbeckens

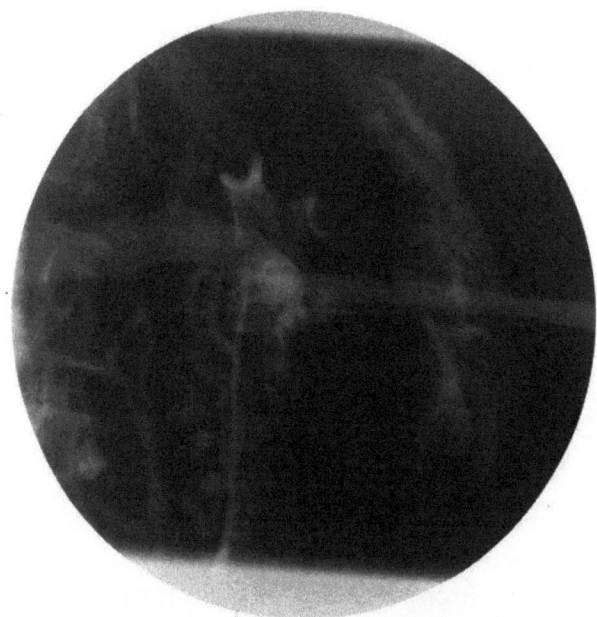

Abb. 57. Perforation des perkutanen Kanals in das Venensystem: Darstellung von Nierenkapselvenen und Abfluß von Kontrastmittel über die Vena renalis

Komplikationen

Bei allen Punktionen, die nicht in den unteren Nierenpol führen, also Punktionen der mittleren und oberen Polgruppe, muß grundsätzlich geprüft werden, ob nicht angrenzende Nachbarorgane wie Pleura, Leber, Milz oder Darm im Punktionsbereich liegen. Derartige Nachbarschaften lassen sich am ehesten durch sorgfältige Untersuchung mit dem Ultraschallgerät feststellen.

Trotzdem wird es in Einzelfällen Verletzungen geben. In unserer Abteilung gab es einen „Mantel-Pneumothorax", der symptomlos nach einer intercostalen Punktion verlief, aber auch eine gallige Peritonitis nach der einfachen Punktion des oberen rechten Nierenpols, wobei die Laparotomie zwei Tage später keine Klärung des Verletzungsortes brachte. Aus einer anderen Klinik wurde von einer postperkutanen intraperitonealen Urinfistel berichtet, die ebenfalls nach Laparotomie gut ausging. In unserer Abteilung haben wir einen Todesfall bei einer extrem dicken Frau erlebt, die wegen Pyonephrose bei Steinen im Nierenbecken perkutan behandelt werden mußte. Sie starb unter den Zeichen einer unbeeinflußbaren Sepsis und Leberversagen mittelbar an einer nicht erkannten schweren Leberzirrhose, die erst durch die Sektion offenkundig wurde.

M. Kontraindikationen

Absolute Kontraindikationen für perkutane Eingriffe sind die Leberzirrhose, (septische Komplikationen oder Leberversagen) und unbehandelte Blutgerinnungsstörungen. Sonst sind die Risikofaktoren denen anderer Operationen gleich oder eher geringer zu setzen, weil der offene Schnitt vermieden wird und für den Eingriff Lokalanästhesie ausreicht.

N. Weitere Indikationen für die perkutane Operationstechnik in der Niere

1. Operation von subpelvinen Ureterstrikturen

Wenn die Ursache der Steinbildung eine subpelvine Ureterstriktur ist, empfiehlt es sich natürlich, nach Entfernung des Steines auch diese zu beseitigen (Abb. 58). Das läßt sich als „intubierte Ureterotomie" nach Davis auch perkutan, also von innen, durchführen, indem die Striktur je nach Lage mit einem speziellen, flexiblen Ureterotom oder einem Sichturethrotom gespalten wird. Voraussetzung ist, daß wirklich jede Faser der Narbenplatte durchtrennt und anschließend für drei Wochen bis zur vollständigen Verheilung ein Splint eingelegt wird. Dabei geht man folgendermaßen vor: Bei Strikturen am Harnleiterabgang sollte primär ein interkostaler perkutaner Zugang gewählt werden, um später mit dem Urethrotom gut in den Harnleiter hineinfahren zu können. Vor der Ureterotomie wird ein 4 Charr. Ureterenkatheter retrograd in die Niere eingeschoben und über den perkutanen Zugang die Spitze des Katheters nach außen herausgeleitet. Über ihn als Leitschiene wird dann die Ureterotomie durchgeführt. Bei Verwendung des Sichturethrotoms wird die Striktur gespalten, bis über die ganze Länge Fettgewebe zu sehen ist (Abb. 59). Dann wird von oben zur Schienung ein möglichst dicker, aber mindestens 9 Charr. messender Splint eingebracht, indem dieser an der Spitze des liegenden Katheters angeknüpft und etwa 15 cm in den Harnleiter hineingezogen wird. Bei ca. 17 cm müssen zur Drainage des Nierenbeckens seitliche Löcher geschnitten werden, etwa mit der Lüer'schen Zange. Das Anknüpfen des Splints erfolgt folgendermaßen: Durch das oberste Loch wird mit einer kräftigen Nadel von innen die Nelatonspitze des Katheters durchstoßen. Der Faden wird in der Katheterspitze durch einen dicken Knoten festgehalten. Das andere Fadenende wird ca. 40 cm lang gelassen und durch Anknüpfen an den Ureterenkatheter aus der Harnröhre herausgezogen. Man kann auf dem Faden einen zweiten Sicherheitsfaden anknüpfen, damit bei vorzeitigem Lösen der Verbindung zum Splint der Durchziehversuch wiederholt werden kann. Liegt der Splint gut, wird das ein-

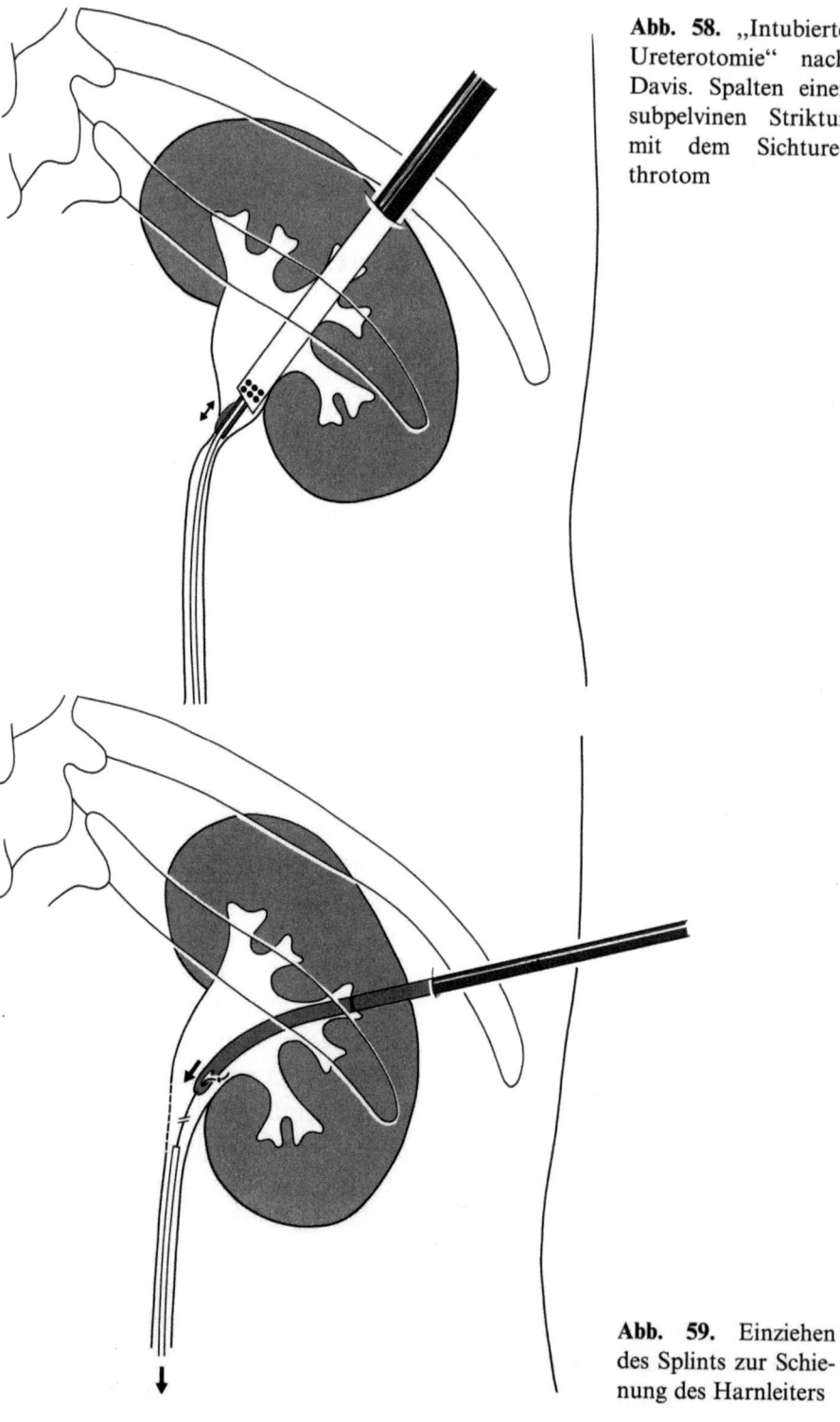

Abb. 58. „Intubierte Ureterotomie" nach Davis. Spalten einer subpelvinen Striktur mit dem Sichturethrotom

Abb. 59. Einziehen des Splints zur Schienung des Harnleiters

geknotete Fadenende herausgerissen, sein anderes Ende an der äußeren Mündung des perkutanen Kanals angenäht und drei Wochen belassen, dann einfach entfernt. Ein Nephrostomiekatheter ist postoperativ nur bei einer Blutung kurzfristig nötig. Dieser wird dann parallel zum Splint gelegt (ca. 18 Charr; Abb. 60a–e, S. 76, 77).

Zur Vereinfachung der Schienung ist ein besonderes Set in Vorbereitung, bei dem der Splint durch den perkutanen Kanal kontrolliert mittels Durchleuchtung über den Ureterenkatheter in den oberen Harnleiter hineingeschoben wird. Durch ihn kann der Ureterenkatheter dann herausgezogen werden. Der Splint wird dann ebenfalls, wie vorher beschrieben, an der Haut fixiert und drei Wochen belassen.

Bei tiefer liegenden Strikturen oder einem perkutanen Zugang über den unteren Pol empfiehlt es sich, die Ureterotomie mit dem flexiblen Ureterotom, das ebenfalls auf einem UK geführt wird, vorzunehmen. Hier erfolgt die Kontrolle nicht durch Sicht, sondern mittels Durchleuchtung und Einspritzen von Kontrastmittel über das Gerät (Abb. 61a, b).

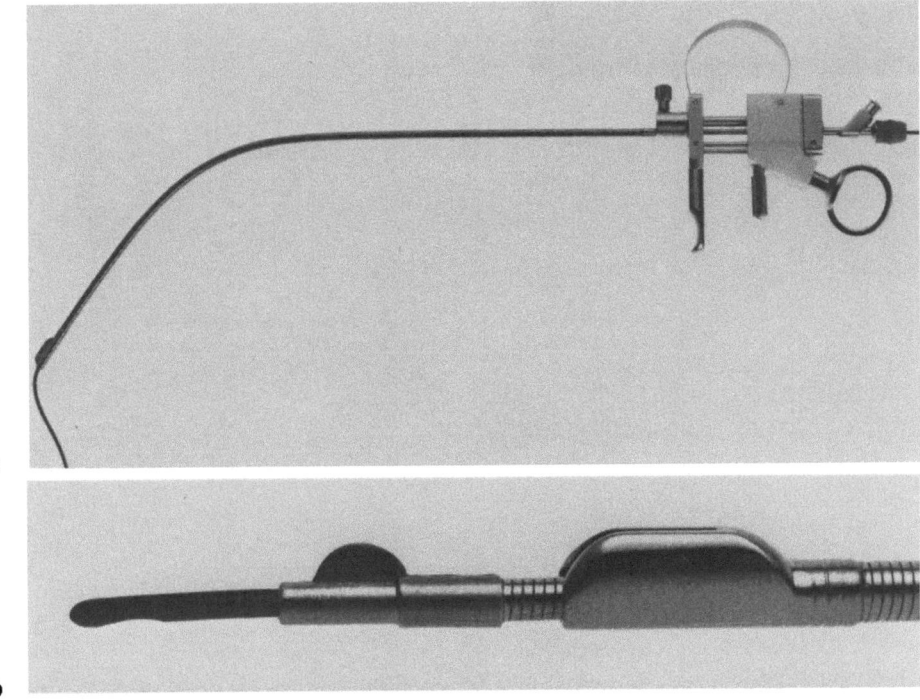

Abb. 61. a Flexibles perkutanes Ureterotom ohne Sicht. Die Durchtrennung sämtlicher Narbenfasern, das heißt die Perforation in das Fettgewebe wird durch Kontrastmitteleinspritzung röntgenologisch kontrolliert. **b** Die Führung erfolgt ebenfalls auf einem Ureterenkatheter

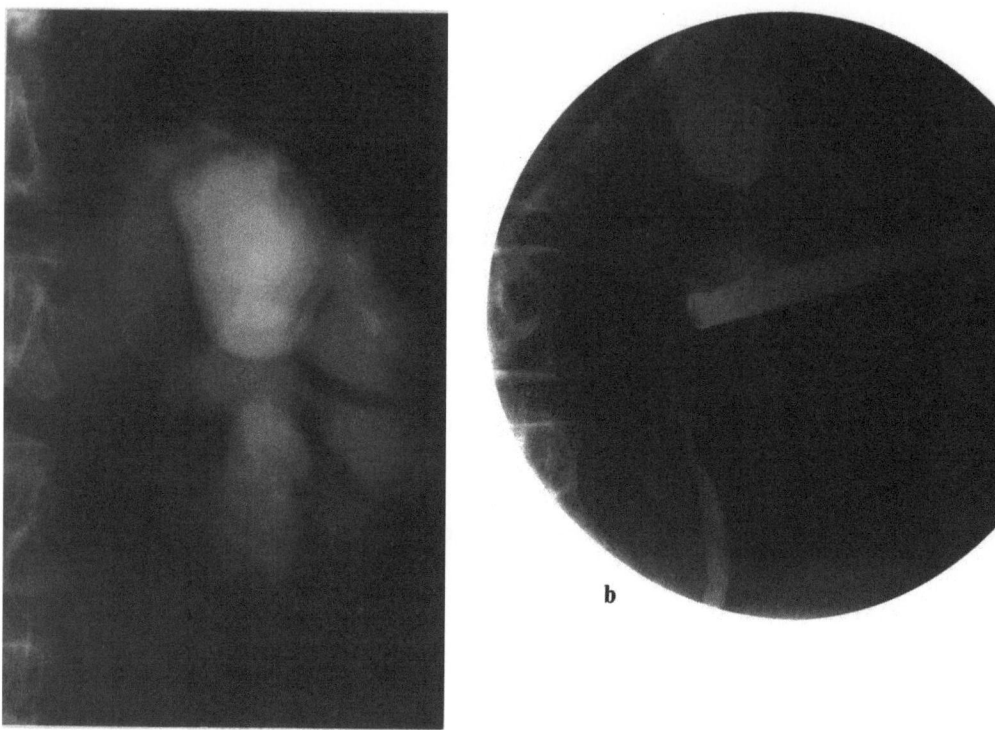

Abb. 60 a–e. Perkutane „intubierte Ureterotomie" nach Davis. **a** Hydronephrose durch subpelvine Striktur 2 Jahre nach offener Pyelolithotomie. **b–d** Spalten der Striktur auf liegendem Ureterenkatheter. Schienung durch Splint für 3 Wochen. **e** Zustand 6 Monate später. Der Abfluß ist gut, die Verplumpung der Kelche ist zurückgegangen

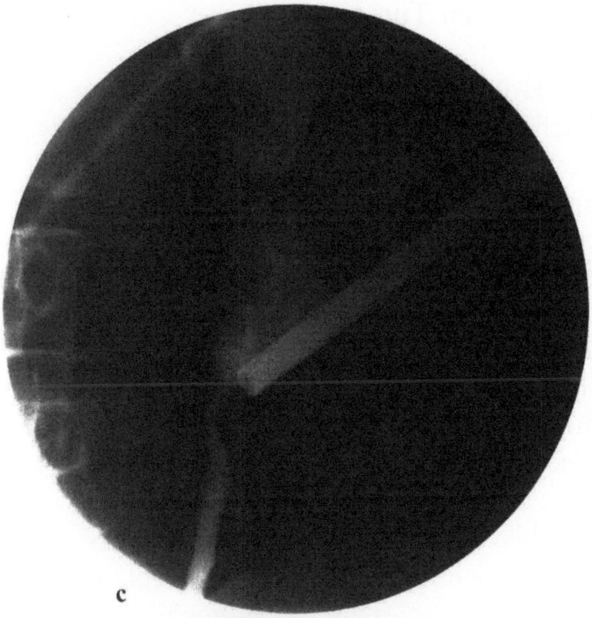

Operation von subpelvinen Ureterstrikturen

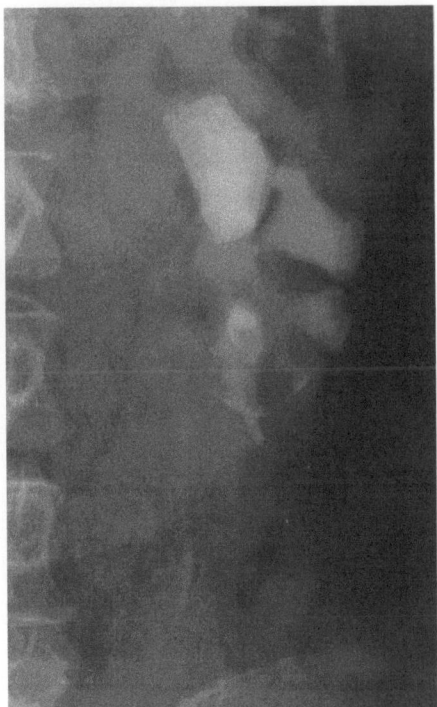

c

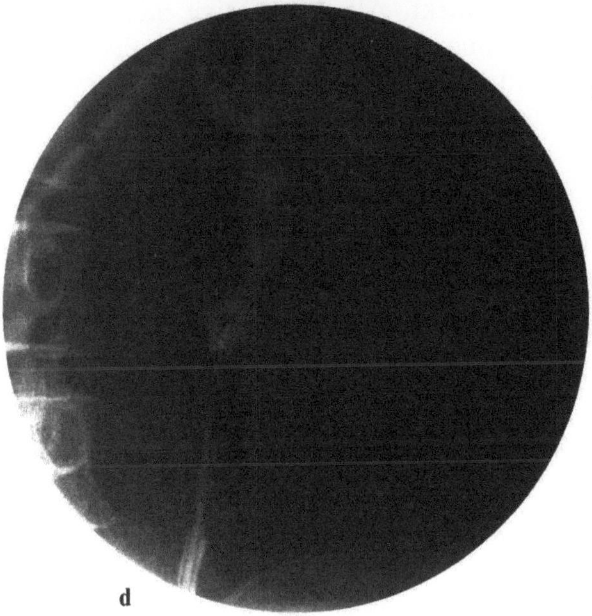

d

2. Perkutane Resektion von papillären Tumoren

Die Resektion von Tumoren des Hohlsystems auf perkutanem Wege ist technisch möglich, wenn auch sehr gefährlich. Es fehlt im Vergleich zur Blase die dicke Muskelschicht, die eine Perforation verhindert. Außerdem ist die Niere im Gegensatz zur Blase von sehr kräftigen Blutgefäßen durchzogen, die leicht durch eine tiefe Perforation mit dem Operationsgerät verletzt werden können.

Die Indikation zur Resektion sollte individuell und sehr kritisch gestellt werden. In Betracht kommen z.B. alte, einnierige Patienten oder Patienten mit doppelseitigem Befall, bei denen eine Niere mit einem hochdifferenzierten Tumor erhalten werden soll.

Die Indikation zum perkutanen Eingriff wird vermutlich trotzdem in der Zukunft der Indikation zur TUR in der Blase ähnlich werden, dann nämlich, wenn das Nierenhohlsystem in gleicher Qualität nichtinvasiv endoskopisch kontrolliert werden kann. Die ersten, flexiblen, steuerbaren Ureterorenoskope von 9 Charr. – allerdings noch ohne Arbeitskanal – sind bereits auf dem Markt. Als Alternative bietet sich nach einseitiger Nephroureterektomie und Cystektomie die hohe Ureterhautfistel an, durch die ebenfalls, sogar mit dickeren, flexiblen Fiberskopen endoskopiert werden kann (Abb. 62a, b; Farbtafel III, O u. P).

Technisch wird die Resektion folgendermaßen vorgenommen: Nach üblicher retrograder Füllung und Dilatation des Nierenbeckens mit Kontrastmittel und Indigocarmin wird ein tumorfreier Kelchhals anpunktiert, dilatiert und ein Nephrostomiekatheter eingeführt. Nach Sistieren der Blutung wird über den liegenden Ureterenkatheter 20 mg Adriblastin, gelöst in 20 ml NaCl-Lösung oder 10 mg Mitomycin in 20 ml NaCL-Lösung dem nüchternen Patienten in das Hohlsystem infundiert. Die Nüchternheit muß 12 Stunden bestehen, damit

---

Abb. 62. a Papilläres Carcinom Grad I der rechten Niere bei 80-jährigem Mann. ▷ Patient ist seit 16 Jahren in Behandlung wegen rezidivierender papillärer Tumoren der Blase. Vor 8 Jahren Nephroureterektomie links wegen Urothelcarcinom Grad I. Seit 3 Jahren Tumor der rechten Niere bekannt. Lokale Behandlung mit Mitomycin und Adriblastin ohne bleibenden Erfolg. Wegen rezidivierender Blutungen Resektion des Tumors vom unteren Kelchhals aus. **b** Zustand ein Jahr später: Patient ohne Rezidiv, beschwerdefrei. (siehe auch unter Farbtafel III, O u. P)

Perkutane Resektion von papillären Tumoren

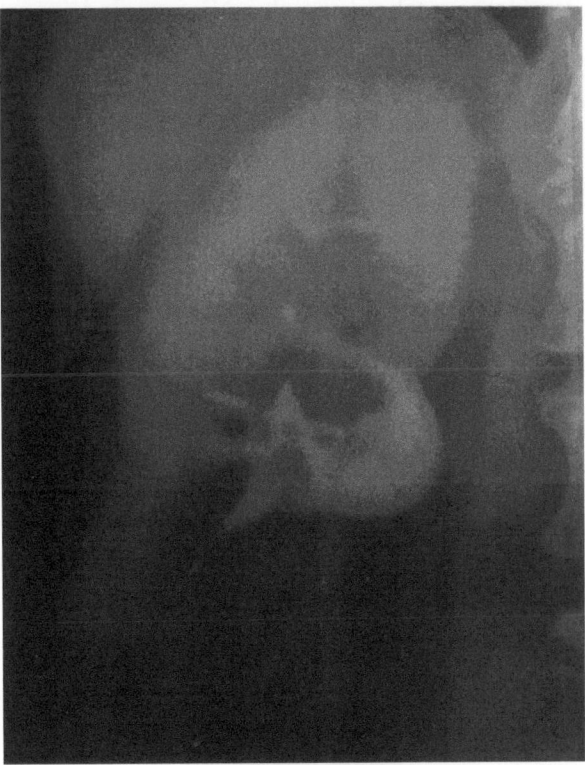

a

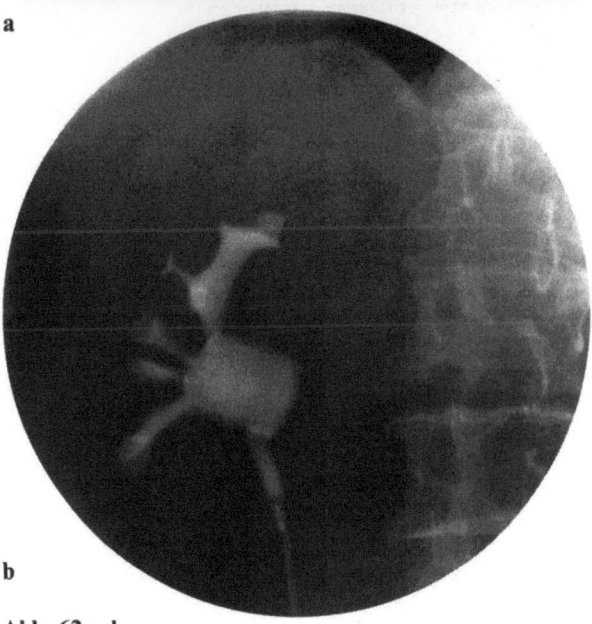

b

Abb. 62 a, b

die Urinausscheidung der Nieren niedrig gehalten und das Cytostatikum nicht unnötig verdünnt wird. An den folgenden 4 Tagen wird die Instillation noch ein- oder zweimal wiederholt und dann die Resektion vorgenommen. Als Resektionsinstrument ist grundsätzlich ein Dauerspülresektoskop geeignet. Besser wäre für die Zukunft ein dünneres Gerät mit feineren Schlingen.

3. Perkutane, intrarenale Marsupialisation von Nierenzysten

Eine besondere, wenn auch sehr seltene Indikation für den perkutanen Eingriff stellt die Marsupialisation von Nierenzysten, die auf den Harnabfluß aus der Niere komprimierend wirken, dar. Das Ziel

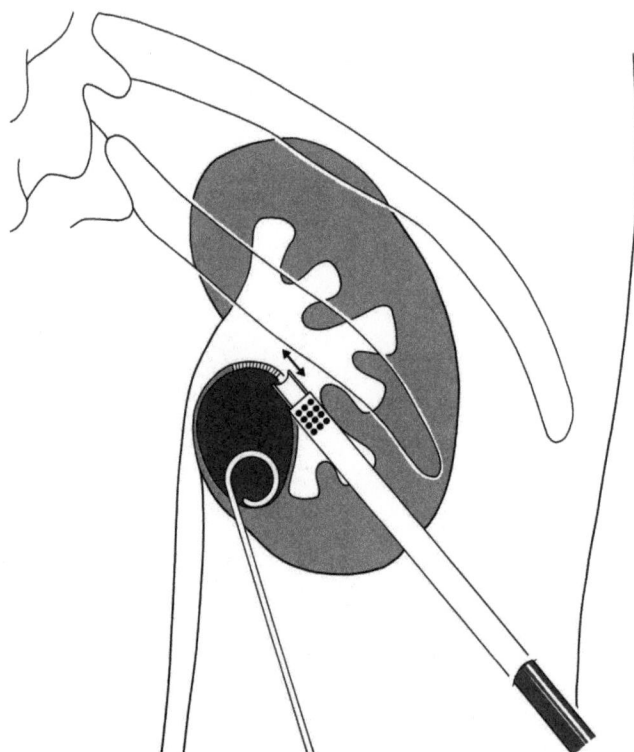

Abb. 63. Perkutane Marsupialisation einer Nierenzyste: Darstellung der Nierenzyste durch Punktion und Kontrastmittelanfärbung unter Zusatz von blauem Farbstoff. Resektion der gefäßfreien Zwischenwand mit dem Resektionsgerät über einen geeigneten Kanal. Durch einen bleibenden Abfluß in das Hohlsystem wird die Zyste zu einem Teil des Nierenbeckens, zugleich schrumpft sie. (siehe auch Farbtafel III, S)

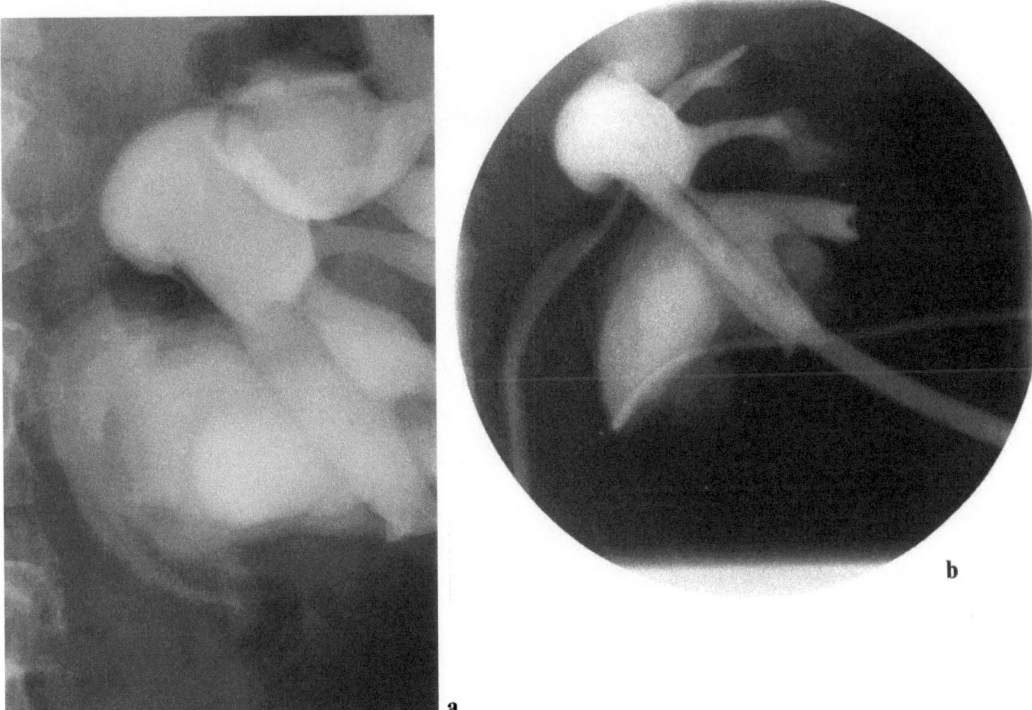

Abb. 64. a Gestautes Nierenhohlsystem mit Verlagerung durch Zystenkompression nach oben. Medialverlagerung des dünnen Harnleiters. **b** In der Zyste liegt ein Pigtail-Katheter, das Hohlsystem ist durch einen retrograd eingeführten Ureterenkatheter gefüllt, ein perkutaner Kanal läuft durch den unteren Kelch

dieses Eingriffes ist es, die Zyste an das Nierenhohlsystem anzuschließen, damit der Inhalt ständig ablaufen kann (Abb. 63; Farbtafel III, S).

Die Resektion der zwischen dem Hohlsystem und der Nierenzyste bestehenden Wand ist nur dort möglich und zulässig, wo die Wand durch dauernde Kompression dünn geworden ist und keine Gefäße enthält. Reseziert man mit einem Resektoskop in dickerem Zwischengewebe, wie am Zystenrand, gerät man leicht in kräftig blutende Gefäße, die dann auf diesem Wege kaum zu koagulieren sind. Diese Blutungen sind jedem Operateur von der offenen Marsupialisation bekannt, auch dort kann man erhebliche Schwierigkeiten mit der Blutstillung haben. Die geringe bisher vorliegende Erfahrung an 4 Fällen hat gezeigt, daß die Dekompression des Hohlsystems bzw. des Harnleiters durch das Anschließen der Zyste an das Hohlsystem prompt vor sich geht, die Zyste durch die dauernde Abgabe der Flüssigkeit schnell schrumpft und so zu einem Teil des Nierenhohlsystems wird (Abb. 64a, b; 65a, b).

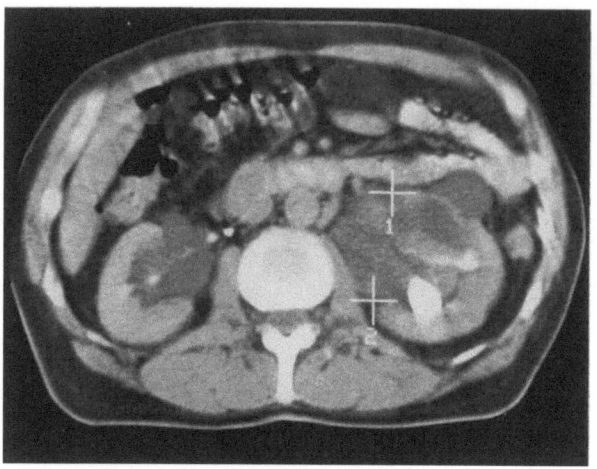

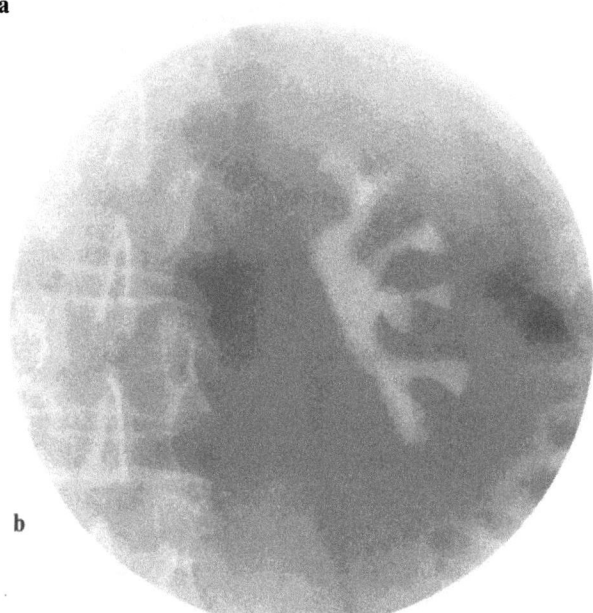

Abb. 65. a Im Computertomogramm links die große Zyste, aber auch rechts eine kleinere zentrale Zyste. **b** Nach Resektion der Wand ist die Zyste zu einem Teil des Nierenbeckens geworden (Urogramm 8 Wochen später)

Technisch läßt sich die Marsupialisation folgendermaßen durchführen: Die Nierenzyste wird unter Ultraschalleitung punktiert und ein Pigtail-Katheter eingelegt. Ein für die Marsupialisation geeigneter Kelchzugang wird ausgewählt und dann die Punktion und Dilatation in der beschriebenen, üblichen Weise vorgenommen. Der Kanal muß auf die Weite des vorgesehenen Resektoskopschaftes dilatiert werden.

Nach etwa 4 bis 5 Tagen ist die Stabilität des Kanals erreicht, so daß an die eigentliche Operation gegangen werden kann. Die Nierenzyste wird durch Infusion von Kontrastmittel und blauem Farbstoff sowohl röntgenologisch, wie auch später endoskopisch sichtbar gemacht und dann mit dem Pyeloskop in den perkutanen Kanal eingegangen. Mit einer endoskopischen, flexiblen Kanüle wird in Richtung auf die Zyste unter Durchleuchtungskontrolle punktiert, bis blauer Farbstoff gewonnen werden kann. Damit ist die Richtung der Resektion bereits gefunden und festgelegt. Jetzt kann das Dauerspülresektoskop eingesetzt und zunächst die Punktionsstelle durch Schnitt etwas erweitert werden, damit die Ausdehnung der dünnen gefäßfreien Wand abgeschätzt werden kann. Die Resektion wird dann vorgenommen, wobei eventuelle kleine, kapilläre Gefäßchen mit der Rollschlinge koaguliert werden können. Anschließend wird ein Nephrostomiekatheter eingelegt und der Pigtailkatheter entfernt.

O. Anhang: Pyeloskopische Befunde

Tafel I

A Stein in einer Kelchzyste, die durch einen sehr schmalen Hals in das Nierenbecken drainiert wird. (Siehe auch Abb. 39c)

B Nach Spaltung des Kelchhalses mit dem Diathermiemesser ist die Passage in das Nierenbecken frei

C Steinnest in einem Mukosabeutel am Rande einer Papille

D Nach Aufzwicken mit einer Zange über die flexible Optik fallen die Steine aus dem Beutel heraus

E Nephrocalcinose bei Rezidivsteinbildung, maligner Hypertonie und Hyperparathyreoidismus

F Pyeloskopische Aufnahme einer Markpyramide

Anhang: Pyeloskopische Befunde

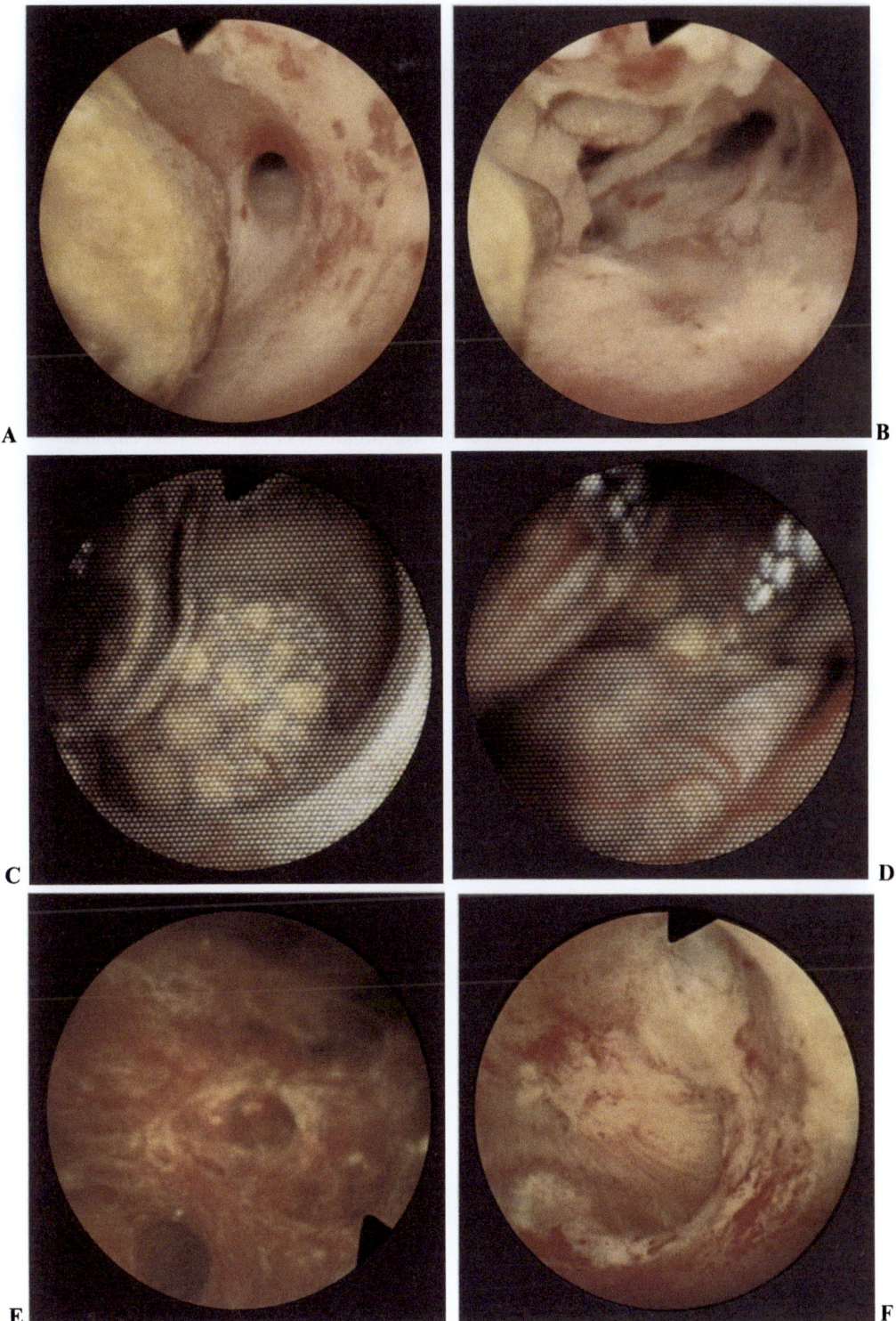

Tafel II

G Zahlreiche kleine Kelchsteine in einer Hufeisenniere

H Großer Nierenbeckenrezidivstein (Oxalat)

I Nach elektrohydraulischer Zerstörung Aufarbeitung der Fragmente mit dem Punch

K Großer Nierenbeckenstein (Struvit) vor der Zerstörung. Der Harnleiterabgang ist durch einen Ballonkatheter blockiert

L Nach Zerstörung und Entfernung der größten Teile liegen noch viele kleine Fragmente im Kelch herum

M Nach Absaugung ist der Kelch sauber bis auf ein kleines Fragment (Lupenchirurgie!)

Anhang: Pyeloskopische Befunde

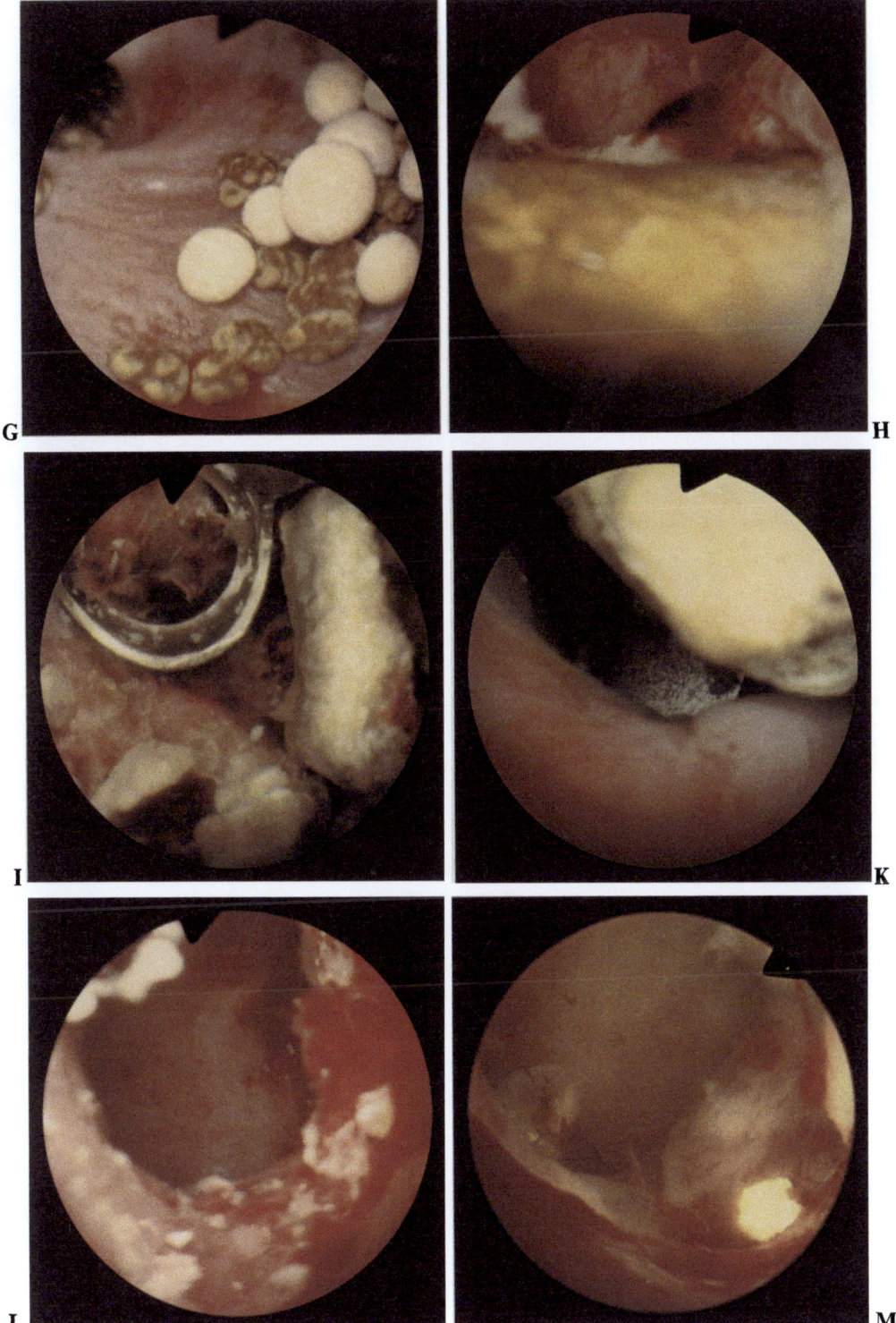

Tafel III

N Elektrohydraulische Zerstörung eines hohen Harnleitersteines über das flexible Fiberskop. (Siehe auch Abb. 47)

O Papillärer Nierentumor Grad I. (Siehe auch Abb. 62b)

P Die Basis des Tumors nach Resektion

Q Papillärer Tumor des Nierenbeckens Grad II vor Resektion

R Nach Resektion des Tumors und Verschorfung der Basis ist makroskopisch Tumorfreiheit erzielt. Die Niere wird jetzt über den Nephrostomiekatheter zytostatisch lokal nachbehandelt

S Marsupialisation einer Nierenzyste. Das Bild zeigt unten einen Blick in das Nierenbecken. Oben mit schwarzem Hintergrund die Nierenzyste. Mit der Resektionsschlinge wird die dünne, weitgehend gefäßfreie Wand reseziert, um die Zyste an das Nierenbecken anzuschließen. (Siehe auch Abb. 63)

Anhang: Pyeloskopische Befunde

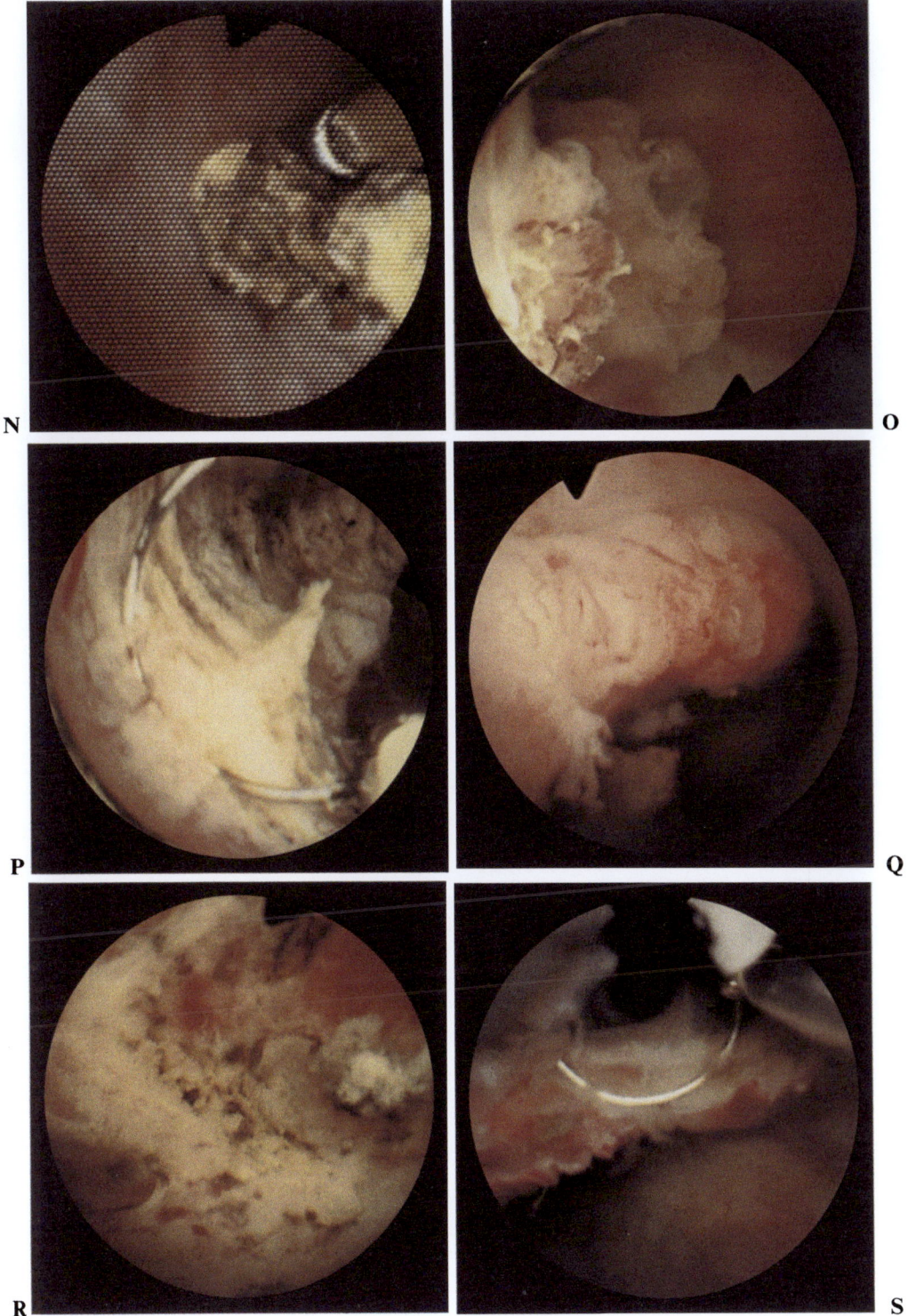

Literaturverzeichnis

Alken P, Hutschenreiter G, Günter R, Marberger M (1981) Percutaneous stone manipulation. J Urolog 125:463–466

Alken P (1981) Teleskopbougieset zur perkutanen Nephrostomie. Akt Urolog 12:216–219

Fernström J, Johansson B (1976) Percutaneous nephrolithotomy. A new extraction technique. Scand J Urolog Nephrolog 10:257–259

Goodwin WE, Casey WC, Woolf W (1955) Percutaneous trocar (needle) nephrostomy in hydronephrosis. JAMA 157:891–893

Günther R, Alken P, Altwein JE (1979) Percutaneous nephrostomy using a fine needle-puncture set. Radiology 132:228–230

Korth K (1983) Perkutane Lithotrypsie mit einem neuen Dauerspül-Pyeloskop. Urolog A 22:219–221

Korth K (1983) A new percutaneous pyeloscope with permanent irrigation. British J of Urolog 31–33

Korth K (1983) The new percutaneous transrenal pyeloscope. Acta urol belg 51:484–486

Kurth KH, Hohenfellner R, Altwein JE (1977) Ultrasound litholapaxy of a staghorn calculus. J Urolog 117:242–243

Lutzeyer W, Pohlmann R, Terhorst B, Cichos M (1970) Die Zerstörung von Harnsteinen durch Ultraschall. I Experimentelle Untersuchungen. Urolog int 25:47–63

Wickham JEA, Miller R (1983) Percutaneous surgery of renal calculi. Churchill-Livingstone, London-Edinburgh

Sachverzeichnis

Absauggerät 18, 61, 62
Absaugtechnik 61, 62
Absaugung 23
Anaesthesie 6
Amplatz-Schaft 23, 46, 48
Anlegen eines weiteren Kanals 61, 64, 65
Anatomie 3
  Blutversorgung 4
  Topographie der Nieren 3
Arbeitstisch 5

Ballonkatheter zur Harnleiterokklusion 53, 54
Blutungs-Komplikation 67
Bougierung s. Dilatation

Cyste s. Zyste

Dilatation des perkutanen Kanals 37–43
  bei Kelchzyste 38, 39
Dormia-Körbchen 50
Drähte, Führungs- 19, 21, 37
Durchleuchtungsgesteuerte Punktion 27–31

Einzeitige Steinoperation 45
Elektrohydraulik-Geräte 16, 17, 52
Elektrohydraulische Steinzerstörung 52

Fiberskop, flexibel 11, 14–16, 57
Fistel, Urin- 53
Flexibles Ureterotom 75
Führungsdrähte 19, 21, 37

Geräte für die perkutane Operation 11–23

Harnleiterstein-Operation 50–52
Harnleiterstrikturen 73

Kanal, Wählen des perkutanen
  bei Ausgußstein 35
  bei Harnleiterstein 33
  bei multiplen Steinen 33, 34
  bei Nierenbeckenstein, solitär 33
Katheter, Nephrostomie- 40–43
Kelchzyste, Punktion und Dilatation 38, 39
Kelchhalsstenose 39, 53
Kelchsteine 39, 53, 56
Komplikationen 67–69
Kontraindikationen 71
Kontrastmittelinfusion, retrograd 26
Körbchen, Stein- 50

Lagerung des Patienten 5

Marsupialisation von Nierenzysten 80–83

Mechanische Steinzerstörung 51
Messer, Geführtes Doppel- 20, 22, 37
Metall-Dilatatoren 20–22

Nephroskope (Pyeloskope),
 flexible 14–16, 57
 starr 11
Nephrostomiekatheter 40–43
Nierenbeckenstein-Operation 51–53
Nierenbeckentumoren 75–79
Nierenzysten, Marsupialisation 80–83

Perkutaner Schaft (Amplatz) 23, 46, 48
Punktion der Niere 25–29
 Durchleuchtungsgesteuerte 27–31
 Gestautes Hohlsystem 25
 Nichtgestautes Hohlsystem 26
 Ultraschallgesteuerte 26–27
Punktionsnadeln 19, 21
Pyeloskope (Nephroskope) 11

Retrograde Kontrastmittelinfusion 26
Röntgentisch 5
Röntgenschutz 9

Schere, außenschneidend 56

Sicherheitsdraht, Einlegen des 46, 47
Sichturethrotom 73
Spülmittel 23
Steinabsaugtechnik 61, 62
Steinoperation 45
 Ausgußstein 56
 einzeitig 45
 Hoher Harnleiterstein 50
 Kelchstein 53
 Nierenbeckenstein, groß 51
 Nierenbeckenstein, klein 50
 zweizeitig 48
Steinzerstörungstechnik 51, 52
Strahlenschutz 9
Strikturen, subpelvin 73

Teflon-Dilatatoren 20–22
Tisch, Operations- 5
Tumoren, Nierenbecken- 75–79

Ultraschall-Steinzerstörung 51
Ultraschallgesteuerte Punktion 26–27
Ureterotom, flexibel 75
 starr 75
Ureterotomie 73–75
Urinfistel 63
Urotheltumoren 75–79

Vorbereitung des Patienten 5

Zweizeitige Steinoperation 48
Zysten, Marsupialisation 80–83

W. Mauermayer

Transurethrale Operationen

Mit Beiträgen von K. Fastenmeier, G. Flachenecker,
R. Hartung, G. H. Schlund, W. Schütz
1981. 240 Abbildungen, 14 Farbtafeln, XXVI, 523 Seiten
(Allgemeine und spezielle Operationslehre, Band 8. 3. völlig
neubearbeitete Auflage, Teil 1)
Gebunden DM 480,-
Subsklriptionspreis (gilt bei Verpflichtung zur Abnahme
aller Bände des Handbuchs)
Gebunden DM 384,-
ISBN 3-540-10957-9

Inhaltsübersicht: Arbeitsräume für transurethrale Operationen. - Instrumente und Instrumentenpflege. - Präoperative Maßnahmen. - Allgemeine Resektionstechnik: Technik und Methodik des Schneidens. - Spezielle Resektionstechnik. - Die Technik der Blutstillung. - Transurethrale Operationen in der Harnblase. - Sonderformen der Elektroresektion am Blasenhals. - Die Lithotripsie. - Die Zeiss-Schlinge und das Einlegen von Ureterdauerkathetern. - Endoskopische Operationen in der Harnröhre. - Die Bougierung der Harnröhre. - Die Nachbehandlung nach der Operation. - Grundsätze ärztlicher Aufklärung von Transurethralen Operationen. - Lernen und Lehren der Transurethralen Operationstechnik. - Tafelteil. - Literaturverzeichnis. - Sachverzeichnis.

Diese Operationslehre ist der Extrakt aus 30 Jahren Operationserfahrung eines der Pioniere seines Faches, der mehr als 10.000 transurethrale Operationen ausgeführt oder mitbeobachtet hat. Seit den klassischen Werken von NESBIT und BARNES 1943 ist der Stoff nicht mehr in so ausführlicher Weise dargestellt worden.
In einer fast 30jährigen Lehrtätigkeit hat der Autor die transurethralen Operationsmethoden einer großen Zahl von Urologen vermittelt; er kennt die typischen Fehler und Gefahren und beschreibt - ohne „Werkstattgeheimnisse" - detailliert die Möglichkeiten zu ihrer Vermeidung und zur Korrektur. Alle mitgeteilten Operationstechniken sind tausendfach erprobt, verbessert und didaktisch so dargestellt, daß sie nachvollziehbar sind - auch für Urologen, die nicht an einem endoskopischen Zentrum ausgebildet wurden.
Besonderen didaktischen Wert hat die Darstellung der „Grundtechnik" der Resektion, die seit der ersten deutschen TU-Operationslehre des gleichen Autors 1962 in keinem anderen Buch in dieser klaren Weise gezeigt wurde.
Der komprimierte, einprägsame Text wird durch zahlreiche anschauliche schematische Abbildungen ergänzt. Brilliante Farbphotographien wurden ausgewählt, wenn sie besser als Zeichnungen oder Beschreibungen eine bestimmte Situation darstellen.

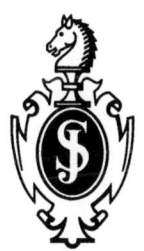

Springer-Verlag
Berlin
Heidelberg
New York
Tokyo

Traumatologie des Urogenitaltraktes

Von H. U. Braedel, T. C. Bright, S. Chlepas, G. Durben, R. G. Kibbey, W. Lutzeyer, H. Melchior, P. C. Peters, P. Rathert, A. Sigel, O. Trentz

Herausgeber: **W. Lutzeyer**

1981. 133 Abbildungen. XVI, 353 Seiten
(Handbuch der Urologie, Band 14)
Gebunden DM 220,-. Subskriptionspreis (gilt bei Verpflichtung zur Abnahme aller Bände des Handbuchs)
Gebunden DM 176,-. ISBN 3-540-05143-0

Inhaltsübersicht: Verletzungen der Niere. - Spezielle radiologische Untersuchungsverfahren bei Nierenverletzungen. - Stumpfe, nicht penetrierende Verletzungen des Harnleiters. - Verletzungen der Harnröhre und der Harnblase. - Verletzungen der Genitalorgane. - Uretral Injuries Secondary to Operative Procedures. Uretral Trauma Due to Penetrating Missiles. - Polytrauma unter besonderer Berücksichtigung des Urogenitaltraktes. - Sachverzeichnis.

Durch die Zunahme von Verkehrsunfällen, Massenkatastrophen und Sportunfällen gewinnt die Traumatologie des Urogenitaltraktes immer mehr an Bedeutung. Differenzierte diagnostische Maßnahmen ermöglichen, einzeln oder in Kombination, die sofortige oder auch verzögerte Versorgung der verschiedenen Organe des Urogenitaltraktes, angefangen von den Nieren und den Nierengefäßen über Harnleiter, Blase und äußere Genitale.

Dieses Werk stellt die neuesten wissenschaftlichen und praktisch-klinischen Erfahrungen kritisch dar. Dabei kommen den einzelnen Kapiteln die großen persönlichen Erfahrungen der Autoren zugute. Neue Gesichtspunkte des Pathomechanismus mit Rückwirkung auf Art und Schwere des Traumas werden aufgezeigt. Relative Seltenheit der Harnleiterverletzung im Gegensatz zur Häufigkeit von Blasenverletzungen und Verletzungen der hinteren Harnröhre ergeben sich aus den großen und modernen Statistiken. Verletzungen der äußeren Genitale wie Hoden und Nebenhoden sind nicht nur vom psychologischen, sondern auch vom versicherungsrechtlichen Aspekt her wichtig. Daher ist dieses Werk für Urologen, Unfallchirurgen und Allgmeinchirurgen, aber auch Kinderchirurgen und Pädiater eine unerläßliche Informationsquelle.

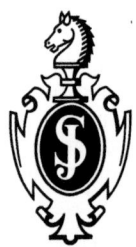

Springer-Verlag
Berlin
Heidelberg
New York
Tokyo

MIX
Papier aus verantwortungsvollen Quellen
Paper from responsible sources
FSC® C105338

If you have any concerns about our products,
you can contact us on
ProductSafety@springernature.com

In case Publisher is established outside the EU,
the EU authorized representative is:
**Springer Nature Customer Service Center GmbH
Europaplatz 3, 69115 Heidelberg, Germany**

Printed by Libri Plureos GmbH
in Hamburg, Germany